民间中医拾珍丛书（第二辑）

# 医屐残痕

李荣光 著

曾忠钰 付子庆 李继科 整理

U0308895

中国中医药出版社

·北 京·

**图书在版编目（CIP）数据**

医屐残痕/李荣光著；曾忠钰，付子庆，李继科整理．—北京：中国中医药出版社，2016.1（2023.4重印）

（民间中医拾珍丛书．第2辑）

ISBN 978 - 7 - 5132 - 3069 - 8

Ⅰ. ①医…　Ⅱ. ①李…　②曾…　③付…　④李…　Ⅲ. ①中医学 - 临床医学 - 经验 - 中国 - 现代　Ⅳ. ①R249.7

中国版本图书馆 CIP 数据核字（2015）第 317265 号

---

**中国中医药出版社出版**

北京经济技术开发区科创十三街 31 号院二区 8 号楼

邮政编码　100176

传真　010-64405721

廊坊市祥丰印刷有限公司印刷

各地新华书店经销

开本 880×1230　1/32　印张 5.5　彩插 0.25　字数 131 千字

2016 年 1 月第 1 版　2023 年 4 月第 4 次印刷

书号　ISBN 978 - 7 - 5132 - 3069 - 8

定价　28.00 元

网址　www.cptcm.com

服 务 热 线　010-64405510

购 书 热 线　010-89535836

维 权 打 假　010-64405753

微信服务号　zgzyycbs

微商城网址　https://kdt.im/LIdUGr

官 方 微 博　http://e.weibo.com/cptcm

天猫旗舰店网址　https://zgzyycbs.tmall.com

如有印装质量问题请与本社出版部联系(010-64405510)

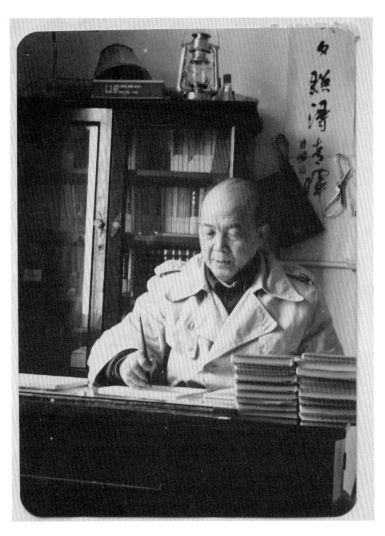

李荣光医生（1923—2004）书房留影

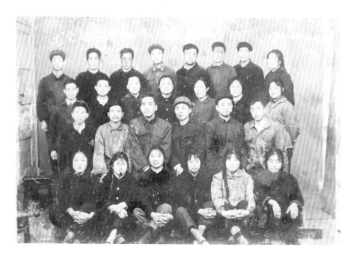

龙泉驿区首批赤脚医生培训（第二排右二为李荣光）

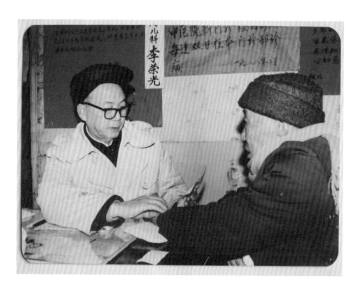

诊脉问疾

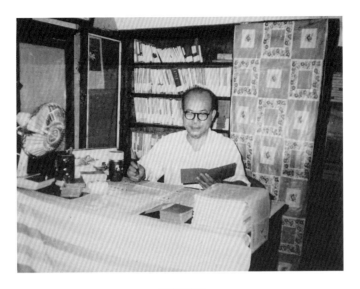

刻苦研读

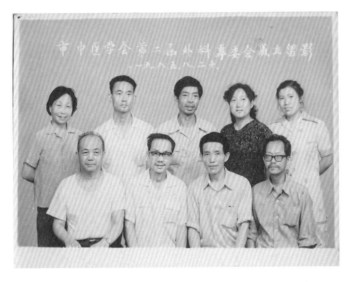

成都市中医学会第二届外科专委会成立留念（第一排左一为李荣光）

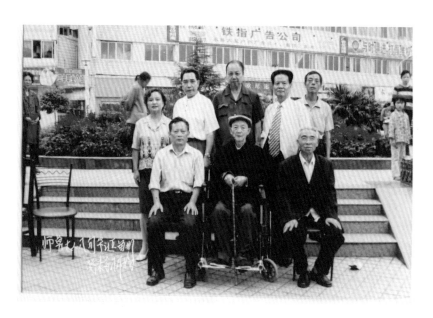

八旬寿辰与弟子们合影（前排左二为李荣光）

# 出版者的话

　　时光荏苒，一晃《民间中医拾珍丛书》已出版四年多了。在这四年里，我们不断收到各地读者的反馈，有的交流读后感想，有的索要作者的电话，希望就某些学术问题进一步探讨，还有的是希望求医问药。尽管这些读者的需求有别，传递给我们的却是同一种信息，那就是《杏林集叶》《用药杂谈》《经方直解》这三本书得到了中医界的关注和认可。它们在此期间的多次重印也是明证之一。

　　不求闻达于庙堂，甘愿济世在民间。正是因为有了这样一些默默耕耘在基层的作者，中医的面貌才愈显鲜活、生动。也正是因为有了这些实践者，中医才能更好地植根于广大患者心中。

　　作为出版人，我们乐于为中医界提供学术交流的机会，为基层中医提供展示经验的平台。这既是中医学术传承不可或缺的一部分，也是中医学术发展的源头活水。同时，我们还在努力寻求新的亮点。在此过程中，同样来自基层的三位作者先后进入我们的视野。他们有的已经故去，有的年届耄耋，但都在医疗实践中救人无算，名震一方。为传承他们的临床经验，我们深入调研，进一步策划了《民间中医拾珍丛书·第二辑》，包括《叶方发微》《医屐残痕》《针灸心语》三册。愿本套丛书的出版，能继续带给读者一些地道、实用的中医"绝学"。

中国中医药出版社

2015 年 10 月

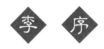

# 李 序

　　李荣光是新中国成立初期龙泉驿区医疗界的主要负责人。1954 年任龙泉驿区卫生协会主任、简阳县（现为简阳市）卫生协会执委委员，1955 年任龙泉联合诊所所长。当年没有区级卫生行政机构和医院，因此，龙泉驿区卫生协会和联合诊所便行使了区级卫生行政和医疗服务的全部职能。遥想 20 世纪50 年代的龙泉地区，中医名流众多，灿若群星，李老以而立之年脱颖而出担任此重任，其德其才、其名望不言而喻。

　　李老是省市授予的名老中医，他于 20 世纪 50 年代出名，60 年代闻名，70 年代扬名，80 年代由政府予以正名，1984年、1989 年先后被成都市、四川省政府授予名老中医称号。1991 年 7 月版的《中国当代中医名人志》及 2010 年 9 月版的《龙泉街道志》"名人篇"，李老皆凿凿其名；省、市、区级先进工作者，区人大代表、政协委员，李老亦凿凿其名。李老医德高尚，视患者为亲人，不论贵贱贫富，均能一视同仁；李老医术精湛，外科、内科、五官科、儿科、妇科、疑难杂症皆能驾轻就熟，自制膏、丹、丸、散功效独到，中西医结合游刃有余，深受社会各界广泛赞誉，百姓授予其"名医"称号久矣！

　　李老是自学成才的典范、后学的楷模。他出身既非书香门第，亦非中医世家，仅几年私塾学历和几年跟师学艺经历却终成一方名医，乃数十年一以贯之的辛勤奋斗使然。李老以愚公移山的精神研读众多中医典籍，如《黄帝内经》、仲景《伤寒论》《金匮要略》、孙氏《千金要方》《千金翼方》、李时珍《本草纲目》《濒湖脉学》等，无不烂熟于胸、信手拈来，造就了扎实的中医功底。李老从不放过每一次函授、进修、讲座的机会，且见贤思齐、虚怀若谷，向前辈请教，与同行探讨，即便是晚辈、游医，凡有一技之长者也不耻下问、移尊求教；更难能可贵的是，已逾花甲之年的他还如饥似渴地通读中医大中专教材，并将自己丰富的临床经验与中医理论融会贯通，每有所得即著之于文。龙泉医疗卫生界浩浩数千人，高学历者亦众，若李老有丰富著述者凤毛麟角，同辈中更是寥若晨星。

《医屐残痕》一书十数万言，句句心血、字字珠玑，乃李老数十年临床经验和医学理论升华之集大成者，其中《浅谈眩晕证治》等10余篇曾刊于《龙泉医药》，《医林遗粹》《中风经验录》等数篇曾发表于成都中医学院刊授大学与中医自学辅导办公室合编的《学习通讯》及《成都中医学院学报》。笔者诚为医盲，不敢妄言《医屐残痕》一书之高下，然经而验之者却不能等闲视之，应用它能立竿见影、事半功倍。

今《医屐残痕》付梓在即，谨以此献予休戚与共的医界同仁，献予患难与共的病家，承谢厚爱并聊慰李老在天之灵！

余为斯序，实属班门弄斧，邯郸学步，不知所云。

李春荣　拙笔
二〇一三年孟春

# 自 序

吾自幼多疾，少年时立志学医，故投师于成都龙泉名中医张旭明先生门下，系统学习中医中药，计7年。弱冠即开设"燮昌药号"，悬壶济世。肇始医学生涯，在实践中深感学海无涯，医学典籍浩如烟海，学无止境。于是，吾开始深研《内经》《难经》《金匮要略》《伤寒论》等医学经典，不断地提高自己的理论水平，长于内科杂病，旁及妇、儿、外科及皮肤科。而立之年，学验渐丰，以治疑难杂症而闻名乡里，后当选为简阳县卫生协会执委，联合诊所所长等。在"文革"期间，曾停止医业，拨乱反正后，受"振兴中医"政策的激励，和区"振兴中医"领导小组的同志一道，筹建起了龙泉中医医院。为弘扬中医事业，拯救乏人乏术的中医，在区卫生局的支持下，开始总结、整理数十年的临床经验。

吾将一些个案及运用前贤验方的体会进行归纳总结，指出医药是治病的工具，在学习过程中，总得读书临证，遣方用药。医海无涯，为免效颦学步，故学习前人规矩准绳，使吾在千变万化的疾病面前能做出比较恰当的处理，在掌握基本规律后，又能随方就圆，不以古人之理法方药限我，免削足适屦之讥。由于医疗实践需要，读书渐多，临证日久，在治病用药上，就比初步医林时要灵活得多。每在诊余之暇，进行临床思想方法的探索，总觉得不能以古人之理法，限制自己的思路，或辨证组方，或以法统药，虽不敢说左右逢源，不过"假筌以求鱼"耳。吾有生之年先后撰写学术论文50余篇，除了在省、市、区学术会上进行了大会交流，还分别发表于各级期刊杂志上，尔后，将这些论文汇集成册，名曰《医屐残痕》，旨在为后学者提供一些捷径，或许能有裨益，是为引玉之用。因吾实从师承，学识粗浅，久虑该书词不达意，恐负出版之要求，故迟迟未敢投稿付梓，望吾后裔子嗣及门徒加以润色完善后方可问世。此乃吾之夙愿也。

**丙寅孟夏月李荣光写于龙泉夜余书屋**

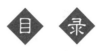

# 目 录

# 学术举隅

## "引火归原法"及"引火汤"的临床应用

### 一、引火归原法的临床运用

肾为"先天之本",真阴真阳藏于此,水火者阴阳之兆也,故有"水火之宅"之称。水火为人身的根本,景岳谓"五脏之阴气非此不能滋,五脏之阳气非此不能发"。正常情况下,肾阴肾阳处于动态平衡,当下焦阴盛逼阳,虚火上浮则见上热,清·郑钦安将此火比喻成"水中之龙",言:"惟潜于渊中,以水为家,以水为性。遂安其在下之位,而俯首于下也。若虚火上炎,明系水盛。水盛一分,龙亦盛一分,水高一尺,龙亦高一尺,是龙之因水盛而游。"是故,火不归原之虚火证的临床特点是本虚标实。"引火归原"的治法即针对火不归原而设。

火不归原常有两种病理机制：一是阴液亏损，不能制阳，形成阴亏于下、阳旺于上的阴虚火旺（阳亢）证；一是命门火衰，下焦阴寒过甚，以致亢阳浮越不藏。赵献可有"相火寄于肝肾之间，此乃水中之火也，龙雷之火也……得水则炽，得火则灭"的提示。张景岳更根据水火互济的理论提出了更为全面的治疗。《景岳全书》谓："里寒格阳，或虚阳不敛者……急当以四逆、八味、理阴煎、回阳饮之类倍加附子，填补真阳，以引火归原。"程钟龄《医学心悟》中亦指出，"肾气虚寒，逼其无根失守之火浮越于上，当以辛热杂于壮水药中，导之下引，所谓导龙入海，引火归原，如八味汤之类是也"。

余在临床中常用引火汤（熟地 60g，巴戟 30g，麦冬 30g，茯苓 15g，五味 6g）为基础方，加肉桂、附子、牛膝、砂仁、沉香、人中白等治疗肾火妄动所致的乳蛾、口糜、眩晕、白睛溢血、鼻衄、过敏性鼻炎、脑外伤癫痫、虚喘、失眠、惊悸、噎膈、梅核气、水肿、腰痛、运动性尿血、癃闭等病，均获得满意效果。兹略举数案以探其法之要。

### （一）验案举例

**案 1　龙火肝风，上扰清窍**

张某，男，24 岁，龙泉驿区塑织厂，工人，1982 年 3 月下旬来诊。昨年 1 月曾患感冒，恶寒发热，鼻塞，鼻痒，流涕，服西药而愈。惟遗鼻痒，时轻时重，医治无效。昨秋鼻衄 1 次，头昏数天。近 3 个月流涕稠，痰稠滞喉，鼻腔、上颚奇痒难忍，夜难眠。确诊为双侧上颌窦炎，慢性副鼻窦炎，过敏性鼻炎。于 1982 年 2 月行双侧上颌窦手术（穿刺抽脓）治疗，并给予滴鼻净、扑尔敏、麻黄碱滴鼻液、四环素、清炎冲剂、神调Ⅱ号、余柑子喉片内服，普鲁卡因和强的松局部封闭，金霉素油膏外涂，以及注射脱敏液、人胎盘脂多糖，中药服用藿胆丸、加减苍耳子散等。此次来诊，视其神倦，形体较瘦，面色暗淡微黑，舌质淡有齿痕，苔白薄润，尺脉细弱，关脉弦缓。患者虽壮年，脉症示虚实相兼，法当引火归原治本，平肝息风治标。遵"从阴以引阳"之旨以景岳镇阴煎合引火汤加减。

处方：鹿胶15g（烊化兑服），熟地50g，肉桂5g（细末冲服），附片6g，麦冬20g，五味10g，茯苓15g，牛膝10g，巴戟30g，瓜壳10g（后下），桑叶、菊花各10g（泡开水兑服）。水800mL，文火煨至400mL，连煨2次，分8次饭前服，晚12点服1次。

2剂后诸症减半，不服抗过敏药及安眠药能入睡。守方6剂而愈。

【按】临证之际需四诊合参。此例患者，尺脉细弱，关脉弦，证以元阳虚为主，阴血虚次之，阴阳失调，督脉失养，龙火夹肝风犯肺，致使口、鼻腔奇痒难忍。以引火汤治本，桑叶、菊花、瓜壳治标，药仅数剂而获愈。

### 案2　虚火灼睛　红如鸠眼

王某，女，54岁，龙泉驿区新驿街，工人，1982年2月上旬来诊。述右眼白睛出血1周。视患者体肥，面色淡白无华，神乏体倦，舌质淡，苔白较厚腐乏津，扪之湿而冷，六脉微。患者目赤如鸠，无羞明畏光之感，此乃肾阳虚，龙火虚浮上袭于目，法拟引火归原，用引火汤加减为治。

处方：肉桂6g（细末冲服），附片6g，巴戟30g，熟地40g，金铃子10g，麦冬15g，砂仁10g（冲），牛膝（盐水制）10g。水800mL，文火煨至300mL，连煎2次得药汁600mL，平分8次饭前半小时服，晚12点服1次。

服1剂目赤减3/4，又1剂而目赤愈，诸症消。

【按】舌淡无华、舌体冷常见于阳虚血少，苔厚腐为湿浊，再加上舌苔乏津，这三个矛盾必须明辨。治疗时如见苔厚则燥湿，乏津则生津补液，看似恰当，实则皆非所宜。本案的关键在于舌体冷是阳虚之故，故大胆温补脾肾之阳而津复舌温。临床时，舌诊除详细辨识舌质、舌苔外，还需扪其寒热，审其津液。

### 案3　肾不纳气　气喘眩晕

曾某，男，65岁，龙泉平安公社三口九队，1981年9月下旬就诊。其子代诉：父嗜酒，痔疾十余年，间有出血及脱肛症状。1977年患感冒，恶寒身痛，咳嗽气紧，继则神昏谵语。经确诊为高血压性心脏病、哮喘性支气管炎、痔疮，住院半月后出院调治。1周前患感冒，咳嗽、气紧日重。视患者端坐病榻，喘息抬肩，神疲乏力，喉中痰鸣，语声断续不清，自觉稍动则感天旋地转，腰以下怕冷而胸部热，两日未进食，舌体胖大，色淡无华，边缘有齿痕，苔白厚腻，扪之唇、鼻、舌体皆冷，六脉微弱模糊。听诊心音弱，双肺满布干湿啰音，血压220/120mmHg。已用定喘汤、麻杏石甘汤等。综观证情乃元气虚衰，五脏皆受其累，如施治不力，将有中风阳脱之虞。予与景岳镇阴煎加减。

处方：熟地20g，进口肉桂10g（细末冲服），附片10g（捣），川牛膝10g，干姜10g，上沉香10g（细末冲服），砂仁10g，党参50g，苏子10g（冲），细辛6g。水800mL，煨300mL，连煨2次，得药汁600mL，服6次，6小时1次。

1剂后诸症减半，脉细而清晰，左关脉浮大而虚，苔已化薄。原方加牡蛎、龟甲以育阴潜阳，兼化顽痰。药后即能步行，后予金匮肾气丸调理1个月则体健如初。

【按】该患者平素嗜酒，长期患有痔疮出血、脱肛，以致阴损及阳，卫外不固，复外感风寒。治疗本当助阳解表，却误用苦寒之剂，伤其脾肾之阳，导致元气不归根，命火浮越，出现喘息、眩晕，并迅速中风阳脱，急予温肾引火而获效。

### 案4　龙火灼咽，如咽炙脔

胡某，女，50岁，山泉美满十队，1983年3月7日就诊。右胁、胃痛数年，6年前确诊为慢性胆囊炎而住院。出院后仍觉右胁不舒，隐痛。同年冬季，咽部如有炙脔，曾多次做食道钡餐检查，均无异常。先后服大柴胡汤加减、排石二号（柴胡、黄芩、厚朴、酒军、香附等）、厚朴半夏汤，罔效。此次言右胁疼痛彻背，心累，叹息，下腹坠胀，情绪不乐。见其形体高大，清瘦，表情苦闷，面色白而无华，舌淡齿痕，苔白润，寸脉浮而虚，关脉弦缓无力，尺部沉而微细无力。此乃肝肾同源，子病及母，肾虚土衰，脾气下陷之证。遵"善补阳者，必于阴中求阳，阳得阴助，生化无穷"之意，拟引火汤加减。

处方：熟地50g，白芍10g，麦冬20g，肉桂5g，巴戟25g，砂仁10g，桂枝10g，附片5g，党参50g，五味6g，赭石15g，法夏10g，2剂。水800mL，文火煨至300mL，连煨2次，分4次服，6小时1次。

2剂后病情减半，仍宗原方略有加减，继服2剂痊愈。

【按】此案抓住阳虚火浮这一病机，肝胃冲气上逆这一特征，用引火汤去茯苓温补元阳以引火归原；加益阴之白芍及温阳之桂、附；妙在用桂枝助肝用，能升能降，以适肝性之疏泄条达；再加党参甘平补脾，补中益气；少佐赭石降冲胃之逆。药仅4剂，而愈数年之痼疾。

### （二）药物运用

①温阳药：肉桂、附片、巴戟、山茱萸、砂仁、胡桃肉、

肉苁蓉、紫河车；②补血药：熟地、当归、枸杞；③补阴药：麦冬、龟甲、鳖甲、玉竹、沙参；④纳气接引药：沉香、五味、人中白、怀牛膝。根据病情灵活选用以上药物治本。

若龙火上甚者，加黄连少许泡开水兑服；咽痛者，加板蓝根；血压高者，加钩藤（后下）、石决明；鼻衄者，加旱莲草、童便；白睛出血者，加金铃子或白芍、桑皮；口腔溃烂者，加山药、鸡内金或人中白；牙龈出血者，加藕节、地榆以止血。以上药物治标，但必须适可而止，不可过量。

## 二、"引火汤"的临床运用

### （一）"引火汤"的溯源

"引火汤"源自清代名医陈士铎的《辨证录》，辜崇山所编撰的《身验良方》中收录之，并有所发挥。书中提到，"（引火汤）治阳虚火动，火不归原，或元气素虚，火炎肺燥，微肿微疼，微红色淡，或咳吐痰涎，呼吸不利，舌苔白滑或黑而润，唇裂齿黑，脉洪数无力，或沉细而虚，皆阴证也"。本方由熟地60g，巴戟30g，茯苓15g，麦冬30g，五味6g，共5味药组成，为治疗肾阳虚衰，虚火上浮诸证之方。

引火汤所引之火，是肾阳虚衰，虚阳上浮之火，意在引火下潜，元阳归宅，因此所引之火当指虚火。由此可见，此火非六淫之火，而是人固有之火，一般认为是肾火，即肾之"命火"。命火即肾之元阳，又称龙火，在生理上，肾的阴阳水火之间相互滋生，相互制约，维持着人体的动态平衡，从而起着濡养、温煦全身的作用，即阴平阳秘。若肾阴阳水火之间关系失调，便可导致多种病理改变。肾火位居下焦，一旦上浮，可呈下真寒，上假热的证候。下寒，则腰酸，下肢冷，溲清，便溏；上热，则面色娇红如妆，口舌糜烂，单、双喉蛾，鼻衄，目赤。在剖析寒热真假时，应该认真辨析欲饮与不欲饮。若出现口虽渴而不欲饮，身虽热而反欲得衣，以及脉虽浮大而无力，或两尺虚弱，或见细数，或上盛下虚，或舌虽红而胖嫩等，皆为本寒似热之象。《评选静香楼医案》云："真阳以肾为宅，以阴为妃。"因而，治疗上重用熟地、麦冬填补真阴，肉桂、附子引火就下，使炎归于水中而不再上行，如此则不降火而火自降，阴阳得以相配而收"阴平阳秘"之效。

余在长期临床实践中，感到疗效不够理想，入肉桂 5 ~ 10g，附片 6 ~ 30g，牛膝 10g 后临床效果显著提高，名曰"加味引火汤"。此方结构颇合景岳旨意，《景岳全书》谓："阴根于阳，阳根于阴，凡病有不可正治者，当从阳以引阴，从阴以引阳，各求其属而衰之……又如引火归原，纳气归肾，从阴引阳也。"余临床运用本方时，如阳虚不甚者，桂、附各 5 ~ 8g；如阳虚甚者，附片亦可用至 30g，但必须审证准确；如大汗亡阳者，附片必须重用，参、芪、龙、牡亦可加入。以上系余一得之见，或有未合于经旨，愿作引玉之砖，以求证于同道。

**（二）"引火汤"的临床应用**

据余多年临床实践，以下各类情形，均可用加味引火汤治疗。

1. 肾阳虚衰，龙火循经于咽喉，导致阴证乳蛾（扁桃体炎）、喉痹（慢性咽炎）。其脉皆沉细微或细迟，有时寸脉浮而虚数，扁桃体肿大而色淡红，咽部色正常或稍红，舌淡或嫩红，齿痕。治疗加寒酸咸之牛膝、人中白助桂、附引火下行，若火焰甚者，加黄连少许开水泡兑服。

2. 龙火夹肝阳上冲于目，导致两目红赤。见尺脉沉细，肝脉弦大而虚，舌尖齿痕，目虽赤但无羞明畏光，热泪盈眶。当用本方引火归原，加白芍平肝以治肝体；肝喜条达，故加桂枝少许以达肝用；白睛属肺，故用甘寒之桑皮泻肺以清余焰。

3. 虚阳上浮导致鼻衄不止。常见于过服苦寒之药损伤肾阳，使阴寒愈甚，格阳于上。若纯以凉血止血治标，鼻衄必甚。本方引火于下，加甘、寒、涩、平之药，如入肺止血的茅根、藕节以清热凉血止血，甚者加知母。

4. 肾虚及脾，龙火飞越导致口腔糜烂。表现为尺脉沉细微或细迟，右迟无力，口腔两侧、下唇、齿龈、舌体溃烂，初起小者如芥，大者如绿豆，先是淡红疹点，继则溃处呈灰白凹陷，舌淡齿痕。本方加牛膝、人中白引火下行；加砂仁温运脾阳；如欲加速溃疡愈合，则加山药、鸡内金内服助消化，外擦愈溃疡。

5. 虚火上浮导致口发燎泡。症见上腭、两颊、舌下黏膜燎泡如豆，如指般大小，且上下左右彼消此长，并游移不定，朝轻暮重，色淡红，微痛，伴痰稠量多。可用本方加浮石30g，蛤粉30g，尖贝10g。

6. 虚火上浮导致舌系带囊肿。舌系带囊肿小如枣核，大如指头，长约3cm，随时间不同消长，一般午时缩小，子夜增大。以本方加黄连3g开水泡兑服。

7. 龙火上浮导致齿摇牙痛。症见冷热俱痛，不能咀嚼。本方加善治肾虚牙痛之骨碎补，祛风镇痛之露蜂房。

8. 外伤性癫痫。脑部外伤，轻则无妨，重则损伤脑导致肾精暗伤，脑髓空虚。或操劳过度，或怒气伤肝，或房事不节，使肝血日耗，肝风必动，表现为尺脉沉细迟短，舌淡而有齿痕，腰痛，耳鸣，情绪易波动，鼻衄，目赤，继则痫作。当用本方加血肉有情之鹿胶20g，紫河车10g以补肝肾精血，温肾阳以实督脉；白芍15g以实肝体；桂枝8g以实肝用。

9. 封藏失职导致尿血频频（运动性血尿）。此病大多因负重太过，损伤腰肾。症见体力劳动后出现血尿，初期色鲜红，肉眼能见，继则色淡量少，并伴腰酸痛，休息后痛止，耳鸣，但无尿频、尿急、尿痛，尺脉细弱无力，舌淡有齿痕。本方加甘、咸、涩、平之桑螵蛸 20g 以补肾助阳固精，或甘、淡、咸、涩、平之芡实 30～50g。

10. 肾阳虚衰，督脉失养，龙火夹肝阳犯肺之过敏性鼻炎。症见尺脉细弱，寸脉浮数，鼻腔和上腭奇痒难忍，必用舌舔舐方能忍受，晚上需服安眠药方能入睡，舌淡有齿痕，尖部嫩红。本方加甘、淡、微寒之钩藤以平肝，或苦、辛、甘、寒之桑菊以治标。

11. 虚火上浮，肺失肃降导致喘不得卧，痰稠如胶，咯吐不畅。可用本方加半夏 6g，陈皮 6g，尖贝 10g，蛤粉 30g，海浮石 30g 治之。

12. 龙火夹肝阳之眩晕（如高血压病）。症见尺脉细弱，关脉虚弦，性情急躁易怒，稍劳动则头眩耳鸣，时而面部烘热，凉风拂之甚感清爽，舌淡有齿痕。当以本方加钩藤、石决明、龟甲以平肝潜阳；肾不纳气，气喘眩晕者，加沉香 10g（细末兑药汁服）；汗多者，重用山茱萸 20～40g。

13. 肾气不纳，龙火升腾导致气虚喘急。症见尺脉细弱或模糊不清，寸脉虚浮，膝以下多不暖，呼多吸少，喘息抬肩，甚则鼻唇舌皆冷，头汗如珠，瞬即亡阳。可在本方基础上重用桂、附，加沉香 10g（细末兑药汁服），胡桃仁以补肾纳气，重则加人参 20g，山茱萸 30g，黄芪 30g，龙骨 30g，牡蛎 30g。

14. 肾虚火浮，冲气、肝气上逆导致喉中炙脔。症见尺脉细微，关脉弦，喉中如炙脔，吞之不下，吐之不出，饮食如常，舌淡有齿痕，苔多薄腻。

15. 龙火不潜，胃气逆之呃逆。张锡纯谓，"桂枝能抑肝木之旺，使不横恣，又善疏肝木之郁，使之条达，使胃气之逆者能降，脾气之陷者能升"。故本方可加桂枝以疏肝平肝降冲逆，加赭石降胃逆而不伤正，加党参助脾气上升。只要紧握肾阳虚衰、虚火上浮这一机理，任其病变多端，灵活用药都会获得满意疗效。

16. 虚火上浮导致口不能张。症见突然牙关拘急，口不能张，不红肿，张口则痛。可内服本方并外敷加味玉枢膏清浮越之火以芳香开窍。

17. 虚火上浮导致迎香生疮，服清热解毒药物和应用抗生素1周无效者。其疮初如粟，渐大如卵，如覆杯，边缘不清。本方加五味消毒饮，标本兼治，数剂可愈。

上述诸症，俱可配合外治法。如导热散：吴茱萸10g，白矾10g，生南星10g，青盐5g。上药研细末，每夜用药10g，面粉30g，热醋调敷涌泉穴，男左女右。

## （三）"引火汤"的运用体会

### 1. 谨守病机

肾之阴阳水火相互滋生，相互制约，保持动态平衡，人体才得以维持健康。如果久病及肾，或房劳伤肾，或久服凉药皆可伤其真阳。

### 2. 证型分析

若肾阳虚衰，龙火不潜，乘虚弱之脏腑循经络而为患，因火性炎上，故头面五官疾患居多。龙火循少阳经脉上行则常见耳痒、耳肿、单双喉蛾、舌系带囊肿，以及口齿等疾患。龙火夹肝阳上炎则眩晕目赤。肝肾之火犯肺则鼻衄。火灼津为痰则喘咳痰多，夹肝风则瘙痒难忍。龙火离宫，脾失温煦，夹冲胃之气上逆，则呃逆、炙脔。龙火循诸经上头可生诸疮。虚阳上浮，下元失温，则发腰膝酸软、不温及二阴诸病。故，临床需仔细辨明，是命门火衰，阴寒太盛，格阳于上，还是阴虚于下，阳亢于上，才不会耽误治疗。

### 3. 把握关键

火分虚实，实火易辨易治，虚火难辨难治。临床可见"大实有羸状，误补益疾，至虚有盛候，反泻含冤"。阴证似乎阳，清之必毙；阳证似乎阴，热之反伤。或见本虚标实，或虚实互见，或虚多实少，以及真寒假热，假寒真热等。若非细心体认，是难于准确判断的。

### 4. 掌握指征

肾阳虚衰，虚火上浮的指征是：①舌淡有齿痕，苔白薄润者约占80%以上，舌嫩红有齿痕而润占10%左右。②尺脉细弱，或细数无力，或浮大而虚，或尺弱寸大。③大汗，非出自全身，多头汗，汗多质黏。④身虽热而欲得衣，按其肌肤不热，且多上热下凉。⑤面虽红，非满面皆红，而是两颧粉红。⑥口虽渴但不多饮，且喜热畏凉。⑦便秘而腹无拒按之象，溲频而色必清。⑧眼虽红，无羞明畏光，热泪盈眶。⑨呼吸促，常呼多吸少，常有肩息，口腔（咽、腭、颊、黏膜）虽红但色淡。

### 5. 方剂选择

①镇阴煎，系《景岳全书》之方。药用熟地、附片、肉桂、牛膝、炙甘草、泽泻。景岳谓："善补阳者，必于阴中求阳，以阳得阴助则生化无穷。"故选熟地、牛膝、泽泻补肝肾之阴，且补中有泻，不致呆滞；熟地配肉桂、附片以引火归原；甘草调和之。②金匮肾气丸，药有熟地、山茱萸、山药、泽泻、丹皮、茯苓、桂枝、附片。以六味地黄丸补阴，使补而不滞，亦谓通补；加桂枝、附片配熟地、山茱萸以引火归原。③引火汤，是清代名医辜崇山编撰的《身验良方》中的验方

之一。药用巴戟 30g，熟地 60g，茯苓 15g，麦冬 30g，五味 6g。方中重用熟地补肾阴，巴戟补肾阳，以达阴中求阳，麦冬助阴，五味敛阳，茯苓甘淡使补而不滞。余常加桂、附助巴戟以温阳；加人中白、牛膝咸酸寒以入肾；脾肾阳虚便溏者，加砂仁；虚火上炎甚者，加黄连少许泡开水兑服。

### 6. 药物浅议

加味引火汤所引之火非六淫之火，而是人身固有之火，是肾阳虚衰，龙火飞越之火。此火宜潜不宜升，宜温不宜清。景岳谓，"善补阳者，必于阴中求阳，以阳得阴助，则生化无穷"。方中重用熟地 60g 为君；桂、附、戟为臣以温阳化气，即"益火之源以消阴翳"；佐以五味潜浮阳，麦冬清肺宁心，茯苓甘淡渗下以防阴药碍胃；使以牛膝导火下行。

临床之际更当视病情轻重，辨标本缓急，灵活应变，随证选药，总以吻合病情为当。下列诸药可供参考。

固本药：①温阳药：锁阳、肉苁蓉、补骨脂、杜仲、山萸肉、淫羊藿、鹿茸或胶、紫河车、狗肾等。②补阴药：山药、龟板胶等。③纳气药：沉香、胡桃仁等。④封藏失职者，加芡实、乌贼骨、益智仁。⑤气虚欲脱者，加人参、党参、黄芪。⑥脾阳虚者，加砂仁。⑦疏肝平肝降冲胃之气者，加桂枝。

治标药：①清热解毒药：桑叶、菊花、知母、黄连、银花、紫黄二地丁（紫花地丁、蒲公英）。②清热泻肺，化痰止咳药：桑皮、尖贝、浮石、蛤粉。③平肝潜阳药：石决明、白芍、代赭石、牡蛎。

实火宜泻，虚火宜温，是言其常。上浮之火毕竟是火，纯投温药，反有格拒，用适当的清热药反佐，疗效更佳。

除介壳类药物，俱宜泡开水兑药汁服。

治标药只适用于头面五官、心、肺、肝等疾，治本药重在治肾阳虚衰，腰膝、二阴诸病。

总之，读古人书不能死于句下。引火汤所治之病，又难又易，难在辨证难，如抓住肾阳虚衰这一病机，多年沉疴也易于治愈。

### （四）简要病案举例

**案1** 胡某，女，50岁，1982年1月来诊。胆囊区宿恙10余年。咽部似物梗阻，吞之不下，吐之不出2年余，多次钡餐透视咽部无异。近半年来喉间梗阻加剧，有时饮水亦阻，伴右胁痛彻肩脊，心累，叹息，下腹坠胀，呃逆，频而声低断续，表情痛苦，面白无华，形体清瘦，舌淡有齿痕，苔白润，寸脉浮大而虚，关脉弦，尺部沉细弱。此属龙火夹肝气，冲气上逆，法当引火归原，平肝降逆。

处方：熟地60g，巴戟30g，茯苓15g，麦冬20g，五味10g，肉桂5g，附片5g，桂枝10g，砂仁10g，法夏10g，党参30g，赭石15g。

服5剂诸症愈，半年后随访未复发。

**案2** 沈某，男，45岁，1980年11月就诊。慢性咽炎2年余，长期中西药不离，病情不减，复增阳痿腰痛，头晕耳鸣，天气变冷或食冷物必诸症加剧。察面色微黑而暗，神倦乏力，咽部淡红，舌淡齿痕，六脉沉细迟缓。此属肾阳虚衰，龙火上浮之喉痹，治当温肾潜阳。

处方：熟地60g，巴戟30g，肉桂5g，附片5g，茯苓45g，麦冬20g，五味10g，牛膝10g，板蓝根10g（捣碎，泡开水兑服）。

1剂病减，持原方续服4剂诸症愈。

**案3** 张某，女，47岁，小学教师，1981年4月就诊。患口腔溃烂2年多，进凉药则腹泻，热则便秘，食冷热辛辣之物俱疼痛，影响睡眠，近来头胀，唇麻，牙关紧。望其形体肥胖，面色淡黄，表情苦闷不乐，唇颊内侧、舌体、齿龈均有大小不等的溃疡点，大者如绿豆，小者先为淡红疹点，继则溃烂，呈凹形溃烂，色淡白，稠密不等，舌体胖大有齿痕，舌嫩红，脉沉细。

初诊予引火汤加儿茶则腹泻，二诊予引火汤加干姜、牛膝则便秘，三诊予引火汤加桂、附、砂仁、牛膝、人中白，诸症减半，宗原方服10余剂而愈，后以桂附地黄丸巩固疗效。

**案4** 袁某，男，35岁，1972年8月就诊。1968年服虫草、附片炖鸡后鼻血不止，服西药及犀角地黄汤等4年余，仍时有出血。近年来鼻血少则间日1次，多则日发1次，阴囊潮湿且冷，阳痿遗精，结婚3年无子。见面色苍白，唇舌俱淡，舌边齿痕。

予引火汤加桂、附、牛膝，服20余剂诸症愈。后加狗肾、紫河车、肉苁蓉、枸杞等作丸1剂。1973年冬生一女婴。1981年春，突感头部发热，两目红赤，鼻孔气热，他医治以麻杏石甘汤加味，1剂未终，诸症加剧，后余仍以本方化裁，4剂告愈。

# 善用内外治结合法

## 一、内外治结合的粗浅体会

清代医家徐灵胎理论造诣颇高，是经典学派中具有代表性的人物。徐氏治疗过许多疑难杂症，认为久病大病，必广求治法，始克有效。其在《慎疾刍言》中指出："凡病只服煎药而愈者，惟外感之症为然，其余诸症，则必然丸散膏丹，针灸砭镰，浸洗熨揭，蒸提按摩等法，因病施治……所以今人患轻浅之病，犹有服煎药而愈者。若久病大症，不过迁延岁月，必无愈理也。故为医者，必广求治法，以应病者之求，至常用之药，一时不能即合者，亦当预为修制，以待急用。"余在徐氏的启发下，对内外治结合进行了初步实践，并取得一定的疗效，兹介绍几点体会。

1. 历代医家在长期的医疗实践中，有一个共同的认识，就是汤药不能尽愈诸病，用一定的器械或手法，以及各种外用药物，从皮肤、肌腠、汗孔，通过经络进入血液循环，或提而出之，或攻而散之，使经络通达，气血流畅，较内服药更为有力。虽然还不能从理论上加以充分说明，但这是长期实践中所获得的认识。

2. 当代对皮肤生理的研究表明，药物通过皮肤的角质层和表皮，进入细胞外间质，通过皮肤微循环，从细胞外液迅速地弥散入血液循环。此外，皮肤附属器汗腺、毛囊、皮脂腺也是药物吸收的通道。

3. 内外治结合治疗多种疑难重症，是一条值得探索的途径。不管是内病从外治着手，还是外证从内治着手，或内外治同时进行，都必须根据患者的体质，病情的需要，区别先后缓急，灵活用药。

## 二、内外治结合法在临床中的运用

### 案1 慢性白血病伴肝脾肿大

卿某，女，50岁，资阳县（现为资阳市）南津区大明公社八大队六生产队，1983年9月1日就诊。患肝硬化腹水及慢性白血病，查 WBC25×10$^9$/L，服"马利兰"等药1周后，白细胞仍不降，故来诊。患者颜面、两手苍白无华，体瘦衣宽，神疲乏力，语言微弱难续，两肋、脘腹胀满，心累，叹息，疲乏懒动，食差，盗汗，手足心潮热，舌淡无神，脉左弦右细弱，扪之脾大约 16mm×13mm。四诊综合，辨为肝木乘脾，土虚木贼，化源告竭，故气血俱虚。法当疏肝和脾，予逍遥散加山药、鸡内金、香附、枳壳、大枣，3 剂；以加味玉枢膏外敷左腹。

5 日后到川医复查，白细胞下降为 $18×10^9$/L，心累止，疲乏、头昏大减，腹部胀满亦减。效方再进，加黄芪、熟地、白花蛇舌草，服 8 剂，外敷玉枢膏加量，患者自行将外敷面积增大一倍。

9 月 18 日再到川医检查，HGB70g/L，WBC4.8×$10^9$/L，PLB80×$10^9$/L，RBC2.72×$10^{12}$/L，发现早幼细胞、中幼细胞和晚幼细胞。仍守上方随症增损，服 4 剂。

9 月 26 日患者复诊：仅头昏，腹微胀，乏力，舌转红，脉细弦；查左胁下癥块已缩小 2/3，约 5cm×3cm，质中等硬，轻触痛。患者求处方回资阳调理。

【按】此乃内外治结合治疗重症之案。初诊辨证直中要害，肝木乘于脾土，后天化生之源不足，以疏肝和脾之法，予逍遥散加健脾之药，同时用加味玉枢膏外敷癥块。再诊时，效不更方，随症加减内服药，并加量外敷药。内外结合治疗，以建奇功。

**案2　下颌关节炎伴颌窦移位**

田某，男，50 岁，龙泉驿区商业局，干部，1983 年 10 月 16 日就诊。5 天前晨起突感牙关拘急，口张不开，急到某医院口腔科检查，诊断为下颌关节炎，给安痛定、麦迪霉素治疗。服药 2 次后现唇颊黏膜灼痛，遂到省医院求治，诊断为上颌窦综合征伴颌窦移位，谓难治，建议住院理疗。患者未从，商治于余，望其妙手回春。余视患者表情痛苦，两颧微红，张口困难，仅张开 0.5cm，左颌无红肿发热，口和，便调，余无不适，舌红苔黄粗乏津，脉细数。诊后推敲，属阴虚火浮，当益阴降火，处一贯煎加白芍、茵陈、天冬、石斛、蜂房煎服，外以芳香化浊之玉枢膏敷之。

10 月 19 日复诊：病情非但不减，反增牙龈灼热，四肢和腰以下寒冷，仔细推寻，六脉细数无力，舌转嫩红，余症如上。当系用药失误，只见其阴虚之象，未审其阳虚之本，反投甘苦酸寒之茵陈，而天冬、白芍重在滋阴降火，实与病情相反，故不效。揆度病情，当用引火归原法，拟加味引火汤：熟地 30g，五味 6g，附片 6g，巴戟 30g，淫羊藿 10g，茯苓 15g，麦冬 30g，肉桂 3g（细末冲服），牛膝 15g，黄连 5g（泡开水兑服）。外用：加味玉枢膏敷颊车以清浮越之火；导热散（吴茱萸、白矾、肉桂）加面粉、热醋调敷涌泉穴，以导热下行。2 剂后病情减半，后随上方略为增损，服药 12 剂诸症告愈。

【按】此为内外治结合治疗之救误之案。初诊未识其阳虚之态，只见其阴虚之象，故指以一贯，然妄效。再诊以加味引火汤见功，足见内治辨证准确是关键。外治则上下结合，既直清共热，又导热下行，穴位外敷方法得当。

### 案3 泛发性湿疹

蒋某，男，16 岁，龙泉驿区塑编厂，学工，1989 年夏季就诊。诉入夏以来，每夜推窗敞户，身卧于地。半月前身上发丘疹，由上而下，逐日增多，经多所医院医治无效。现口渴、口苦而不饮，小便短涩，皮肤灼热，剧痒难忍，滋水淋漓，望见身体魁梧，红疹密布，疹与疹之间隙只 0.5cm，每粒疹顶皆有小水珠一颗，左臂三角肌及左下肢外侧阳交、光明等穴处约

9cm×14cm区域糜烂、滋水淋漓，脉象濡数，舌红苔黄腻。诊断为急性泛发性湿疹。考虑患者久卧湿地，湿邪侵及肌肤，循经络弥漫三焦，郁而化热，复贪风取凉，风邪乘之为祟。风为阳邪，其性清扬，易袭肌肤腠理，故先以上肢为重；风又善行而多变，病势发展极快，游走不定而泛发全身；湿性黏滞、弥漫、重浊而趋下，多袭腠理，水湿内蕴故红疹弥漫、渗液；湿邪郁久化热故致肌肤灼热、作痒、作痛。治当祛风除湿清热解毒。拟龙胆泻肝汤加二妙散、蝉衣、防风，煎服；外以青黛散调麻油外搽滋水淋漓处，并以青黛散扑之。3日后复诊，滋水淋漓加剧。诊后细究其因，方悟出疗效不著之故是湿重热轻。前方用青黛散，清热之效尚可，但除湿之功不足。故内服药守方加土茯苓、苡仁；外用药以青黛散合金黄散，用苦瓜汁调搽，糜烂处以药粉扑之，但药粉迅速被滋水冲去，急以消毒纱布蘸药汁加药粉覆盖之。3日后再诊，诸病大减，守方治疗1周而痊愈。

【按】此患者每个疹顶皆有小水珠，临床上很少见到。治疗时谨守风湿热邪蕴结于手足三阳经这一病机，在外用药上加金黄散和苦瓜汁以增强除湿之力。外用药中以苦瓜汁易麻油以避免阻遏气机，使湿邪外达，更有力地使湿去热孤而获效。此案说明外治法的重要性，也说明外治法同样离不了辨证施治。

### 案4 鼻衄

陈某，男，60岁，区委组织部退休干部，1989年秋季就诊。鼻衄半月余，在某医院住院行激光止血手术治疗，鼻衄时止时作；后某医拟大剂人参、黄芪浓煎加蜂蜜炼制成膏，服后约20分钟衄血盈碗不止，故自动出院求治于余。患者衄血如注，两手轮流捏鼻，两颧粉红，舌胖质淡边现齿痕，两尺脉细如丝而两寸浮大，重按即无。此属虚火上浮之鼻衄，治应引火归原，他医反投益气升提之药，龙火更失其制，奔腾上炎，以致病情重危。急令家属用笔管轮流向两耳内吹气以止血，并内服加味引火汤，即引火汤加肉桂、附片、牛膝，外用导热散敷两脚涌泉穴，其血渐止。半日后患者因扫地致鼻衄大作，见患者以手捏鼻，满脸是血，地面鲜血一摊（约半碗之多）。急指压上星穴，令家属仍向耳内轮流吹气，速用六合草（又名砂锅草、螺丝草）搓揉塞鼻，5 分钟血止，上药加川牛膝 20g 煎服。次日复诊，取出药团，流淡黄水 10 余滴，复塞入六合草。第 3 日取出药团，黄水已止，后以金匮肾气丸加减调治月余而康复。

【按】该患者素有肺肾阳虚之咳喘病，此次鼻衄虽长达半月，却为虚火上浮所致。前医反以参芪膏而致鼻衄盈碗不止，盖因龙火宜潜，复益气升提则龙火已成燎原之势。斯时无论虚火、实火皆能焚物，急则治标，故以寒平止血之六合草塞鼻而效若桴鼓。为医者，必广求治法而应患者之需。

### 案5　湿温闭证

王某，男，36 岁，红纱大队，1977 年夏季就诊。时值三伏，烈日当空，午后 2 点，患者注射青霉素数分钟后烦躁不已，随之在三合土院坝内乱跑，跑数步则跌倒在地，瞬时起来又跑，旁人挽扶不住，如是者三次，继则牙关紧闭，人事不省。切其脉伏，扪其肌肤灼手，鼻息促而热。急用麻绳、清油刮两侧膀胱俞穴，刮出青紫疙瘩时，以三棱针放血，再以手蘸温水拍打两侧曲泽、委中穴，待青筋鼓起时，亦放其血。术后，患者全身汗出津津，神志渐清，再诊其脉濡数，舌红苔黄腻，病已化险为夷。即拟清热除湿、芳香化浊、淡渗之品，药用淡竹叶、芦竹笋、青蒿、银花藤、车前草、石菖蒲（重用）、野菊花（全草）、兰草花叶、扁豆花，以上俱用鲜品。

服 2 剂而愈。

【按】刮瘀放血法，简便廉效，在基层容易推广，对急症、暴症、闭证独有特效。本法能使经络通达，气血流畅，较药物更为快捷。

### 案 6　疫毒痢疾

李某，男，16 岁，柏合乡跃进大队，1979 年秋季就诊。患者患阿米巴痢疾，住院半月，服中西药物及输液后，惊厥虽已控制，但出现壮热口渴，神昏谵语，里急后重，脓血频频，腹痛难忍，便盆日夜垫于臀下，每 5 分钟便出现剧烈腹痛伴泻脓便两团，如指大，泻后腹痛缓解，昼夜哭叫不止。余寝食难安，深思后忽悟，紫金锭对外科疮疡疗效可靠，痢疾者亦内痛也，故急取紫金锭两瓶研极细末，以酒调敷左侧天枢穴，药到痛止。药液干后腹痛又作，嘱家属勿令药液干涸，时刻保持湿润。2 日后腹痛止，脓血便亦无，解黄色成形软便，观察 3 日痊愈出院。

【按】在该患者的启示下，余用紫金锭细末 20g，凡士林 80g，配成软膏，外敷相应的穴位和阿是穴治疗多种内科疾病，如肝脾肿大、阑尾炎、胰腺炎等都取得了良好的疗效。

### 案 7　陈锈铁钉刺穿脚背

赖某，男，16 岁，平安乡永远九队，1983 年夏季就诊。患者暑假期间到外婆家与表弟捉迷藏，不慎被锈铁钉从右脚心刺穿足背，经简阳县（现为简阳市）赤水乡卫生院注射破伤风抗毒血清、青霉素及内服中西药物治疗 10 天，病势不减，方求治于余。望其患脚红肿灼热，上下孔滋水淋漓，似血非血，似水非水，剧痛难忍，询其二便尚调，无恶寒发热，惟饮食稍减，脉象和缓，舌质正常，苔白薄。诊后嘱其父回家取泡萝卜半碗煎汤熏之、浸泡之，浸泡后取萝卜两片分别贴于上下伤口处，每日 3 次。1 天后，红肿疼痛、血水均减半；第 4 天即肿痛全消，开始结痂。

【按】根据余临床 50 余年的经验，铁钉刺伤者，一般外敷丹药取效不明显，以民间验方泡萝卜煎汤熏洗和贴敷萝卜片法治之可获奇效。若患者伤后未注射破伤风针者，当服玉真散（每次 1.5g，每日 3 次，连服 2 天）以预防破伤风。此外，无须内服他药。

# 审证用药与审时用药

明代医家缪希雍在《本草经疏》中对审证用药与审时用药提出了自己的看法。他说："假令阴虚之人，虽当隆冬，阴精亏竭，水既不足，不能制火，则阳无所依，外泄为热或反汗出，药宜益阴，地黄、五味、鳖甲、枸杞之属是也。设从时令，误用辛温，势必立毙。假令阳虚之人，虽当盛夏，阳气不足，不能外卫其表，表虚不任风寒，洒淅战栗，思得热食及御重裘，是虽天令之热，亦不足以敌其真阳之虚，病属虚寒，药宜温补，参、芪、桂、附之属是也。设从时令，误用苦寒，亦必立毙。"这是审证用药，舍时从证的治法。

春夏秋冬四时之气，运行于天地之间，人处气交之中，必感受四时之气。故人身之气，与自然界相通，因而用药要顺守天时，春温夏热、秋凉冬寒，用药必因时制宜。春天至夏天，气候由温暖到炎热，人体的元气外泄，汗出较多，阴精不足，药宜养阴。秋天到冬天，气候由凉爽到严寒，人体的阳气潜藏，阴精宜内守，勿用开泄之法，药宜养阳。此用药之因时制宜，补人体不足以和其气，便是审时用药的原则，也是"用寒远寒，用热远热"之义。

《素问·阴阳应象大论》云："冬伤于寒，春必病温；春伤于风，夏生飧泄；夏伤于暑，秋必痎疟；秋伤于湿，冬生咳嗽。"缪氏提出，治伤风、泄泻之证，药宜升之、燥之，如升麻、柴胡、羌活、防风之属是也。治伤暑、痎疟之证，药宜清暑益气，以除寒热，如石膏、知母、干姜、麦冬、陈皮、参、苓、术之属；邪若内陷，必便脓血，药宜清暑祛滞，专保胃气，如黄连、滑石、芍药、升麻、莲米、人参、扁豆、甘草之属是也。伤湿咳嗽之证，药宜燥湿清热，和表降气保肺，如桑白皮、石膏、薄荷、杏仁、甘草、桔梗、苏子、枇杷叶之属是也。伤寒温病之证，邪初在表，药宜辛寒、苦温、甘寒、苦寒以解表邪，兼除内热，药如羌活、石膏、葛根、前胡、知母、竹叶、柴胡、麦冬、荆芥、甘草之属是也；至夏变为热病，仍守辛寒、苦寒、甘寒之法，而用药尤贵变通，不可拘泥，热结于里，上则陷胸，中宜白虎，下则承气，中病即止，慎毋尽剂。故对四时六气所伤之病，总称外邪，邪之所中，各有其地，在表治表，在里治里，表里之间，则从和解。

综上所述，缪氏立论的主导思想是：人处于天地气交之中，而为万物之灵，人的生理功能和病理变化，都必然要受到自然变化的影响。首先，在四时用药摄养方面，不论春夏养阴，秋冬养阳，均须因人、因时而制宜。其次在治疗疾病时，要掌握时重与证重的区别。无时感之病，用药当从证舍时；有时感之病，用药当舍证从时。患者阴阳气血亏损之轻重浅深，四时六气变化之盛衰淫复，是从证，从时的主要依据。这种审证用药与审时用药的原则必须互相结合起来，不可偏于一端，证重舍时，时重舍证，此用药之大法，医者能执其两端从中斡旋，自有左右逢源之妙。病有是证，证有是药，各有所用，不相逾越，总在医人之善悟也。

# 议升降药物同用

多种疾病在病机和证候上，常常表现出向上，如呕吐、喘、咳等；向下，如泻痢、崩漏、脱肛等病势趋向。病在上者，当用木香、槟榔等以降之，病在下者，当用升麻、柴胡以提之，此乃结合病势趋向之治法，是自然之理。而病机复杂者，同时具有向上、向下之趋势，如泻痢、脱肛之人，兼病呕吐、呃逆，此既有胃气上逆之证，又有里急后重之苦。针对病机之治法，应降之以木香、槟榔，血滞者佐以归、芎，自然使清气上升，浊气下降，气血调和，使脱肛举而后重除，呃逆止而呕吐安，故可以同剂奏功。此为相反相成之理，是中药治病取得疗效之关键。如张仲景制大柴胡汤，用柴胡、大黄同剂，因柴胡升而散外邪，大黄降而泄内实，二药合用使患者热退气和而愈，以治伤寒表里俱见之证。再如附子泻心汤，参、连、大黄、附子同用，是寒热药物并用，补泻各建其功。本方适用于"心下痞而复恶寒汗出"，若单治痞则阳愈虚弱，专补阳则痞结愈甚，故寒、热、补、泻同用，并行不悖。若仿此而扩充之，则补中益气汤用升、柴，六味地黄丸用丹、泽，归脾汤用木香，异功散用陈皮，皆各具玄妙。

中医治病之特点，在于调整失调之脏腑机能，每多汗下并用、表里双解、寒热并用、补泻兼施，以及攻多补少、补多攻少，或寓补于泻，或寓泻于补，临证圆机活法，抓住病机。

# 剑胆琴心——危重症之治

《黄帝内经》奠定了中医学的基本理论，张仲景的《伤寒杂病论》充实和发展了中医辨证施治的法则。经过历代的发展，中医的理、法、方、药各个环节不断趋于完善。至清代的叶天土、吴鞠通等温病学家，又从实践和理论上发展了中医对外感热病的认识，使中医有了比较完整的温热病理论体系，其中有许多治疗急性进行性危重病症的理论和经验，值得继承发扬。由于患者体质虚实不一，受病轻重各异，病情变化、缓急不同，在临床表现上就错综复杂，或表里同病，或本虚标实，或虚实互见，或寒热错杂，如真寒假热、真热假寒、真实假虚、真虚假实等，辨证比较困难。只要能够谨守病机，各司其属，发挥有无求责的辨治精神，即使面对危重病症，也可以转危为安，化重为轻。因余实践有限，治验不多，仅将点滴体会加以整理，作为引玉之砖。

## 案1　闭证昏厥

任寅之夏末，某单位用门板抬一昏迷患者来诊。患者已昏迷两昼夜，体温、脉搏、呼吸均正常，诊为癔症。经西医用氨水鼻闻、打针、输液无效即召余诊。患者年约三旬，身高体壮，面垢，目合，牙关紧闭，两手紧握，四肢微厥，身肤无汗，撬开牙关，舌正红苔白微腻，脉闭。余曰："此乃暑湿秽浊侵袭之闭证，法当开窍，神苏后再议汤药。"急以雷击散吹鼻，得喷嚏10余声，两眼流泪，即翻身下床，步行回家。最后予雷击散18g，分6服而愈。

处方：牙皂11g，朱砂8g，细辛10g，法夏12g，枯矾5g，

24

木香12g，广皮8g，桔梗8g，薄荷8g，贯众8g，白芷8g，防风8g，广藿香8g，甘草3g，研极细末备用。

【按】雷击散专治时行瘟气、红痧、黑痧。疾病初起可见肚腹绞痛，霍乱转筋，或吐或泄，手足麻木，喉塞心慌，牙关紧闭，不省人事，或大汗如洗，或寒战无汗，气脉闭塞等症。如不及时治疗，容易造成死亡。因患者年轻体壮，平时健康，此次患病为暑湿秽浊之邪阻闭肺气，经用雷击散，喷嚏而苏。

### 案2　神昏窍阻，胶痰窒息

魏某，女，龙泉公社黎明大队三小队。1970年1月下旬，突感头身痛，微恶风寒，发热，咳嗽，呕吐。经大队公社以风寒感冒论治，先后服中药5剂，历时1周，发热、头痛、呕吐增剧，来我院急诊，收入住院。2天后患者转入昏迷，抽脑脊液检查，诊断为"化脓性脑膜炎"，病情笃重。将越二旬，仍神识昏迷，痰阻咽喉，若将窒息。家属认为病入膏肓，无能为力，后事已安排就绪，经多次劝解，复请川医会诊，急行手术气管切开吸痰，病情暂趋稳定。术后3日，晚12时后，护士吸痰受阻，呼余抢救。往见患者痰声辘辘，颜面和唇发绀，舌绛，苔黄腻。斯时，情况紧急，须臾可致窒息。余细思，患者舌绛，苔黄腻，当属温邪入营，煎熬津液为痰，蒙蔽心窍，痰阻肺络，肺失宣降，心肺俱闭，危在旦夕，非汤药所能及，须至宝丹方能缓其急。取至宝丹回至病榻，患者面、唇、双手均发紫，喘息痰鸣，急予1丸温开水溶化，鼻饲给药。5分钟后，吸痰顺畅，痰鸣遂止，发绀缓解。又5分钟，面、唇转红。4小时后复给1丸。翌晨，患者即苏醒，颇欲饮食，予以糜粥渐养，继以养阴之剂善其后，约二旬痊愈出院。

【按】中医学并无"化脓性脑膜炎"这个病名，患者发病于孟春月下旬，按四时主气当属风温，病变性质则属温热。从病变情况来看，初起有发热恶寒、全身疼痛、咳嗽、呕吐，当属新感温病。如为伏气春温，伏邪由内达外，即从营分或气分达外，初起应见灼热、口渴、心烦、溲赤等症，且来势必急，变化多端。本病初起以肺卫之证为特征，故当辛凉解表，因误于辛温发汗，故病情有如此之剧变。温邪不顺传于阳明，而逆传心包，故神昏不语；温邪灼津为痰，故现痰热喘息，最后呼吸窒息。如《温病条辨·上焦篇》十一条，吴鞠通自注云："细按温病死状百端，大纲不越五条，在上焦有二：一曰肺之化源欲绝者死；二曰心神内闭，内闭外脱者死。"而此证亦如斯乎。患者昏迷20余日之久，危在旦夕，若无3粒至宝丹，必心神内闭，痰阻肺窍，窒息而亡，急以清营祛痰之药，使痰清热退，窍开神清，故可转危为安。毛主席说："有备无患。"中医之各类急救药必须具备，临阵才不至于手忙足乱，目视其毙。

### 案3 黄疸水肿，神昏呕吐（肝硬化腹水）

刘某，女，48岁，五金厂，1979年11月6日就诊。因神志模糊，巩膜及全身发黄，水肿求诊。

其夫言1972年6月曾患感冒后出现头昏痛，疲乏，嗜睡，食差，面目身黄，水肿由上肢达全身，经住院治愈。以后每年复发（感冒诱发）1次，逐年加重，经市传染病院检查肝功正常，肝肿大3cm。20天前又因感冒后出现白睛及全身发黄并水肿，食差，尿少而色如浓茶，服中西药效微。7日前病情加重，呕吐不止，遂在本院门诊察：ALT70U，GGT10U，SGPT600U，ALB26g/L，GLB46g/L。经抢救3日，反神志不清，以为3日内必死，乃劝其回家待毙。越5日未死，抱一线希望，特请余治。诊见：神识不清，面目、身肤黄染，色鲜明，且水肿，腹大如鼓，按右肋则两眉紧锁，舌红干，苔黄粗，询知小便短小如浓茶，口干频饮而不多，脉细数。诊毕细研其病，觉病虽新起，然已累发，病根于前可知，病发时值深秋，必先有暑湿内蕴复感时令之邪而诱发，初若能宣通气分，则不会有今日之变。正如《温病条辨·中焦篇》七十条云："夏秋疸病，湿热气蒸，外干时令，内蕴水谷，必以宣通气分为要，失治则为肿胀。"患者久病本虚，肝阴不足，复受湿热秽浊，病及厥阴，犯胃焚心，故见神昏呕恶；舌红主阴虚，主内热，苔黄主湿热，故病为湿浊未去，津液已伤；脉细主阴不足，数为内热。综上所析，本病病机为：肝阴虚而暑湿秽浊杂感，本虚标实，病在中、下焦。此时若以二金汤宣中则伤本，以三才汤复液则碍邪，以连梅汤则芩、连苦寒复化燥，椒、姜辛燥更伤阴，均非所宜。病生两途，法当兼顾，再思之，用一贯煎加当归、枸杞、生地滋肝肾阴血，俾阴得充则肝木柔和；再佐滋阴消结之鳖甲；并配金铃子疏肝解郁，平其横逆以图本；更以宣通逐邪之药伍之，如茵陈、苦荞头、萝卜头、茯苓皮、水皂角、白茅根清热解毒，活血祛痰，除湿利尿行气；伍以玉枢丹解毒逐秽。

处方：生地 10g，当归 10g，枸杞 10g，鳖甲 15g，沙参 30g，麦冬 10g，金铃子 10g，苦荞头 20g，萝卜头 12g，茯苓皮 10g，茵陈 30g，水皂角 10g，白茅根 15g；玉枢丹 2 瓶，每次 3 片，1 日 3 次。

1 剂后呕吐止，神识清，去玉枢丹再服 4 剂。自言心累，口苦，腹胀，诊见黄疸消，脉弦细数，苔旁浊，中心绛、无苔。苔旁浊为肝胆邪生，中心绛为胃阴受伤，脉细为阴不足，弦主肝，数主热，故加金铃子 15g 清肝胆之火兼平其横逆，加茯苓 10g 淡渗，并减茵陈为 10g，加甘草 10g 以甘守津还。

后以原方加减，再服 6 剂，肿消 2/3，面、颈、脑部出现

10 余粒蜘蛛痣，神倦口干，微苦，喜饮冷但不多，心中阵阵悸动，全身震颤，手足瘈疭，舌红少苔，脉沉小数。《温病条辨·下焦篇》十六条云："热邪久羁，吸烁真阴……神倦瘈疭，脉气虚弱，舌绛苔少，时时欲脱者，大定风珠主之。"此段经文与上症不谋而合。

处方：白芍 10g，阿胶 10g，生龟甲 10g，生地 10g，五味10g，牡蛎 10g，麦冬 10g，生鳖甲 10g，党参 20g，茯神 10g，甘草 30g，鸡子黄 2 个。

3 剂后，肿全消，心悸动、神倦欲眠俱除，仍舌红少苔，脉细数。此大病虽退，本虚未复，仍予一贯煎加石斛等调治；患者长期阴虚，滋阴清热过久，当虑"阴损及阳"，故佐少量附片。患者经来时调经，感冒时治外感，余时守复肝阴以治本，兼顾脾阳，所谓善补阴者，必于阳中求阴，以阴得阳生而泉源不竭，故而偏温之药适可而止。治疗应谨守病机，随证遣方、辨证用药，诸症逐渐好转。

1980 年 3 月 18 日复查肝功，ALT6U，SGPT 正常，ALB39g/L，GLB35g/L，后以金匮肾气丸培补阴阳，调理饮食，至 8 月诸症告愈，然亦险矣。

【按】就中医、西医而言，肝硬化腹水恶化为肝昏迷伴呕吐不止，亦属险恶大症。本案虽 1 剂而呕吐止、神清，控制了病情恶化，但治疗却达 10 个月之久，颇费周折。余认为，其原因有四：1. 正气太虚，邪气亦盛，变证肆起，常有顾此失彼之扰，病每发均未治疗彻底，故遣方用药，实在棘手。正虚邪实，病发势暴，邪除之后，正虚难复，故治疗费时。2. 水肿病必须忌盐，该患者反复多次水肿，一经忌盐肿渐消，无反复。3. 患者长期补益肝肾之阴，阴（精血）足，水能涵木，木柔则肝能藏血，血液正常，而蜘蛛痣自散。4. 湿热蕴蒸，如油入面，袪除不易。古人云："如抽蕉剥茧，层出不穷。"故患者舌苔反复黄腻、薄腻延半年之久。此病之难治乃益阴则碍湿，除湿则伤阴，甚至导致肝风内动，治疗时必须时刻谨守病机，灵活用药。

### 案4　虚阳上浮，大汗亡阳

张某，女，60 岁，龙泉镇中街。咳嗽、气喘多年。癸卯年孟夏月中旬，某日午后，突然病情加重，就诊于余。诊见老态龙钟，消瘦，面赤，头汗淋漓，汗出如珠，喘息抬肩，双目闭合，张口出气，呼多吸少，气息微弱，四肢厥冷，痰声辘辘，脉微弱，舌淡，苔白润。命速购黑锡丹，每次服 10 粒，但因气上涌，不能下咽，急灸气海、关元回阳救逆，随以黑锡丹，每次 10 粒慢慢吞下，约 10 分钟之久方服完，渐渐气喘减。问当属何病？余曰："当属喘证。"喘有虚实之分，患者长期咳嗽，肺气必伤，肺为气之主，肺虚气无所主，故短气而喘；久则母病及子，导致肾阳亦衰，肾为气之根，下元不固，气不摄纳，故呼多吸少，动则喘息更甚，气不得续。肾虚根本不固，正气溃败，精气内伤，肾阳衰竭，火不生土，脾阳亦微，故四肢厥冷。斯时，不但肺脾肾俱衰，而心阳亦同时衰竭，危在旦夕。故先以黑锡丹配合灸气海、关元回阳救逆，再以参附汤、黑锡丹扶阳救脱、镇纳浮阳，肾气丸去丹皮、茯苓、泽泻补肾纳气，生脉散益气护阴、回阳复脉，救垂危之病。

处方：党参 45g，附片 12g，枣皮 30g，山药 12g，熟地 18g，进口肉桂 9g（细末冲服），五味 10g，麦冬 10g，砂仁 10g，沉香 9g（细末冲服），胡桃仁 4 个，黑锡丹 3 包（每服 50 粒）。水 3 碗，煨至 1 碗半，分 3 次服，二煎时水 3 碗煨至半碗，分 2 次服。

服 1 剂后喘平汗止,进食少许,药已生效,拟金匮肾气丸加党参、胡桃仁、故纸,再服 2 剂而愈。

【按】该患者当时如无黑锡丹急救,是难以抢救的。目前,中医治疗危重患者实缺如意称心的急救药。"巧妇难为无米之炊",不生产此类药,怎能发挥中医中药在救治危重疾病方面的作用?

### 案 5 暑热吐泻,烦渴不止

代某,男,2 岁,柏合公社。1964 年孟秋下旬,因呕吐、腹泻、口渴、烦躁,经公社卫生院诊断为急性胃肠炎,服合霉素、黄连素、输液及配服中药葛根芩连汤等无效,急求治于余。诊见患儿烦躁不安,两眼深陷,目睛瞪大,唇红,全身肌肉弹力极差,腹如舟状,两足屈而不伸(似有转筋象),大渴引饮不止,饮入则吐,吐后复饮,泻下热黄水、臭秽,并夹数粒米饭,肛周发红,指纹紫滞,透达命关,舌红,苔黄腻。诊毕曰:"患儿暑热内蕴,升降失调,吐泻不止,危在须臾,请转西医收住院抢救,否则后果不堪设想。"家属坚持请余救治,不得已而勉强组方:蚕矢汤。方中栀、芩、连苦寒燥湿,清热解毒以消除致病之因;蚕砂祛风醒脾气;半夏燥湿降逆;苡仁、豆卷、通草淡渗利湿,所谓利小便以实大便;荷叶、芦根清热解暑,升清生津;以上 10 味合用能清热除湿,升清降浊,使中焦升降有权,吐泻自止;木瓜入肝舒筋,佐少许辛热之吴茱萸调达肝郁,治疗腹病转筋之症;吴茱萸虽温,但在大队清热药中则热性去,调达肝郁之性存,不仅无害反而有益。但患儿病势危急,汤药恐不及,宜先服紫雪丹、玉枢丹以救急。

(1)栀子 6g,黄芩 6g,黄连 3g,蚕砂 9g,豆卷 9g,苡仁 9g,通草 1.5g,木瓜 6g,吴茱萸 1.5g,法夏 4.5g,荷叶半张,鲜芦根 12g。

（2）紫雪丹、玉枢丹。

用法：先用凉水磨玉枢丹（即紫金锭）1 瓶半，紫雪丹半瓶混合温开水频频送服，两小时 1 次，吐止就停服玉枢丹，后以汤药继之。

次日复诊：吐、泻、烦躁俱止，唯低热、溲黄，时有恶心，口渴饮水不甚，舌红，苔黄乏津，脉浮小数而虚，指纹紫，现于风关。患者病虽脱危，但气液已伤，胃气未和。拟竹叶石膏汤加荷叶、扁豆衣益气生津，清热降逆。忌肥腻辛辣及不易消化食物，以绿豆、荷叶粥少少与之，以复胃气。如是调理，渐趋康复。

【按】余对此案有以下几点体会：①此病危在旦夕，如无家属的信赖、支持与合作是难以治愈的。②患者大渴引饮是好象征，因其吐泻消失水分太多，必须饮水以自救，如不饮水则真危矣。③如无紫雪丹急清气营之热，无玉枢丹芳香化浊、降逆止呕，是难以控制住病情的。④没有留下患者观察是冒险的，故中医亦应设观察床和住院部，才不致束缚中医的手足，才能发挥中医应有的作用。

# 医话撷英

## 学习《湿热病篇》第四条的启发

薛生白曰："湿热证，三四日即口噤，四肢牵引拘急，甚则角弓反张，此湿热侵入经络脉隧中，宜鲜地龙、秦艽、威灵仙、滑石、苍耳子、丝瓜藤、海风藤、酒妙黄连等味。"余根据湿热夹风之理推广其治法，用以治疗风湿热、急性湿疹、过敏性紫癜均取得较好的效果。但必须指出，应用本法，应以《湿热病篇》所指出的湿热之邪夹风，侵袭经脉隧中的病因病机为依据。薛生白在自注中说："此条乃湿邪夹风者，风为木之气，风动则木张，乘入阳明之络则口噤，走窜太阴之经，则拘挛，故药不独胜湿，重用息风，一则风药能胜湿，一则风药能疏肝也，选用地龙、诸藤者，欲其宣通脉络耳。"

现将余学习、应用本条时所受到的启发求证于同道。

## （一）对急性风湿热的治疗

蔡某，女，45 岁，社员，平安公社永远九队。1975 年 7 月 2 日就诊。

时值季夏，暑湿交加，患者初觉恶寒，发热，无汗，不以为意，自寻草药煎服不效，继则四肢关节疼痛拘急，身强，下肢转侧困难，上肢伸屈、不能上举已 2 日，故就诊。症见微寒，发热，微汗，余症同上，并有项强，张口困难，口苦，口干，饮冷不甚，溲黄、灼热，舌红，苔薄黄，脉浮数；化验检查：血沉 80mm/h。综合脉症，此为风湿化热，合邪侵袭经络、脉隧之中。急予祛风清热之品宣通经脉以祛外邪，佐以淡渗。

处方：秦艽 10g，滑石 20g，黄连 6g（另包），地龙 10g，桑枝 20g，防己 10g，鲜杨柳须根 20g，3 剂。

1975 年 7 月 6 日二诊：患者四肢灵活，转侧自如，脉缓，舌正常，苔白薄；化验血沉降至 25mm/h。守上方去黄连、地龙，服 3 剂而痊愈。

【按】本例患者的治疗就是借用《湿热病篇》第四条所列的药品，在辨证的基础上进行加减，取得了疗效。

## （二）对急性湿疹的治疗

曾某，男，55 岁，门诊号：60836。1980 年 5 月 22 日就诊。

患者 1 周前足中趾砸伤后继发丘疹，疹子蔓延全足背，抓破后流黄水。经某卫生院医治无效，来门诊求治。望之：左小腿后侧有 5cm×5cm 密集状丘疹，伴黄水，右小腿腓骨头下有 15cm×4cm 破烂疹子，双手前臂至腕部疹子密集且流滋液，双侧耳后发际处及面部约 20cm×7cm 疹子糜烂，流滋液。诉全身灼热疼痛，奇痒难当，小便黄，舌红，苔白粗，偏厚，脉数。综合脉症为风毒之邪侵犯人体，郁于肌腠之间，与湿热相搏，内不得泄，外不得透达，故皮肤瘙痒，水液流溢。法当清热祛风除湿，佐以淡渗。

处方：（1）秦艽10g，灵仙10g，丝瓜藤10g，海风藤10g，滑石20g，地龙10g，黄连10g（另包），苍术10g，石膏30g，苦参20g，苍耳10g，2剂。

（2）滑石40g，煅石膏40g，枯矾40g，轻粉2g，冰片6g，生大黄20g，煅龙骨30g，细末外用。

1980年5月25日二诊：服上药后痛痒、滋水俱减半，小便微黄，舌红，苔白薄润，脉小数。综合分析，此乃病势大减，仍守上方，减黄连为5g，去苍术，加银花20g，2剂。

处方：生大黄30g，黄菊花20g，苦参30g，地肤子30g，苍术30g，枯矾30g，生地30g，浮萍50g，青蛙草30g，谷精草30g，黄柏30g，煎水洗；紫草蛋黄油调生肌散搽。

1980年5月28日三诊：服上药2剂后，仅耳边有少量滋水流出，舌正常，苔白稍厚，皮肤干燥。

处方：（1）秦艽10g，灵仙10g，丝瓜藤10g，滑石15g，黄连5g（另包），地龙10g，土茯苓10g，苍术10g，黄柏10g，首乌20g，2剂。

（2）滑石、煅石膏、石脂、枯矾、银珠、朱砂、冰片共细末，蛋黄油调搽。

此例为风湿郁于经络化热，湿热壅滞，外溢于表，内传入里，急宜清热于中，祛风于外，淡渗于下。二诊时诸症减半，仍守前方去燥湿之苍术，清热之石膏，加银花以解毒。前后服药共6剂，1月后走访病已痊愈。

【按】本病例的内服药也是取法于薛生白，只是增加了外用药。

### （三）对过敏性紫癜伴剥脱性皮炎的治疗

风湿合邪侵犯经络，脉络受损则血不宁而外越为斑。血之与气，内荣脏腑，外循经络，相随而运行全身。温病发斑，大多热郁阳明，逼迫营血，从肌肤外达而发斑，薛生白说："阳明之表肌肉也。"又湿热下流，故斑以下肢多见。

陈某，女，38 岁，社员，门诊号 288669。1979 年 7 月 27 日就诊。

全身关节疼痛 20 余天，伴寒战，高热，继而双下肢出现红斑，在某卫生院诊断为"败血症"，经肌注青、链霉素，静滴四环素、红霉素等，兼服中药，住院 17 天，却病情加重。故患者自动出院，急抬我院门诊求治。自述头昏重痛，微寒，高热，口干苦，大便秘结，双下肢密布红斑，大者如鸡卵，小者如拇指，以前侧为著，压之疼痛，双下肢骨与关节灼热疼痛、拘急，烦躁，通宵不寐，脉弦数，舌红苔黄粗，乏津。综合脉症为风湿化热，郁于经络，热迫血外溢为斑，阳明之热初炽，但卫分之证仍在，法当表里同治。

处方：秦艽 10g，灵仙 15g，丝瓜藤 10g，海风藤 20g，滑石 20g，黄连 6g（另包），地龙 10g，赤小豆 15g，芦根 20g，石膏 50g，石斛 20g，紫草 10g，薄荷 10g（另包后下）。

1979 年 7 月 29 日二诊：步行来诊，自述服药 1 剂而热退，当晚即能安然入睡，心烦除，口和，便调，下肢灼痛减，唯感头昏重痛，查其斑色转淡，苔转润，脉象小数。遵上法略微加减。

处方：秦艽 10g，灵仙 15g，丝瓜络 10g，海风藤 20g，滑石 20g，黄连 4g（另包），地龙 10g，赤小豆 15g，紫草 10g，鲜荷叶 1 张。

1979 年 8 月 6 日三诊：服上方 2 剂，斑色褪尽，双下肢脱屑，肌肤欠润，双下肢疼痛愈，头痛止，唯感双下肢潮热，午后为甚，夜间盗汗，诊得脉象细数，查舌嫩红，苔白少。据上所析：患者风湿之邪已尽，肝肾阴虚显露，故见骨蒸潮热、盗汗等症。治当滋阴清热，方拟秦艽鳖甲散。服 2 剂而诸症皆愈，半年后随访未再复发。

【按】此例属于卫气合病，在卫则有微寒，到气则有高热、口干、便燥、津伤、心烦等症，但无痞满积滞之象，故用石膏、芦根直清阳明之热，里热清则心烦除，心神守则眠自安，津液复则便自调，诸藤祛风除湿以达表，紫草、荷叶凉血升发以治斑。三诊以养阴清热善其后，药仅 5 剂而诸症告愈。

## （四）小结

读古人书，不能死于句下。薛氏《湿热病篇》第四条所列之"口噤，四肢牵引拘急，甚则角弓反张"，虽不完全符合临床实际，但本条所列之药品，对于湿热夹风侵入筋脉，以及风湿合邪，湿郁化热等诸证候，用之得宜，确有疗效。若因湿热化燥，肝肾阴伤，致内风鼓动而发痉的，此等药物又不宜使用，临床须明辨之。

# 试论气血痰湿治法

## 一、气病治法

气在中医学中的提法很多，大体可分为人体之气和外界之气（如寒气、湿气、燥气）。

一般来说，人体的气主要是指精微物质及其产生的功能活动。故中医所说的人体之气，既包括各种精微物质，也包括各种器官组织的功能活动，因分布和作用的不同，就有各种名称。如营行脉中，卫行脉外，分别叫作营气和卫气；充养脏腑生理作用的气叫作脏腑之气，如胃气、肺气、肾气等。气的组成有两个基本条件：一是器官组织的生理活动（其中比较主要的是脏腑的功能活动）；二是所需的物质，如水分、空气等。

气的运行是气的基本性质。在生理状态下，人体之气是运行不息的，各种气往往有一定的运行方向，而且相互之间有一定的联系，反之，则为病态表现。如肺主呼吸，肾主纳气，一上一下，相互联系，从而保持呼吸通畅和水道通调；脾宜升则健，胃宜降则和，故脾胃之气升降相因，纳运相适，从而维持正常的消化吸收。气对脏腑精血的关系是相互影响的。如某些脏腑的功能偏盛，形成精血亏耗，就叫"气能伤精"；如精血亏耗反过来削弱气，就叫"精能蚀气"。气虚能使脏腑功能减弱，通过药物治疗或气功、体育锻炼，使气虚转为气旺时，又能使脏腑功能活动增强，故对慢性病，应采取综合治疗措施，对各种虚损病也不能单靠药物治疗。

### （一）补气四法

#### 1. 培补中气法

用于精神疲乏，面色萎黄，懒言音低，四肢无力，消化不良，大便泄泻等症。

药物：党参、黄芪、茯苓、白术、山药、莲米、扁豆、山楂、神曲、甘草，可加仙鹤草、大枣。

#### 2. 补养肺气法

用于肺痿久嗽，音低，音怯，呼吸气短等症。

药物：广明参、北五味、麦冬、黄芪、山药、冬虫夏草、尖贝母、百合、广桔梗、炙甘草、木蝴蝶。

### 3. 补气固表法

用于表虚多汗，汗出恶风，容易感冒等症。

药物：黄芪、白术、麻黄根、防风、牡蛎、浮小麦、枣仁、桔梗、甘草。

### 4. 温补肾气法

用于四肢不温，畏冷，吸气困难，腰酸，小便频数等症。

药物：肉桂、附片、熟地黄、枣皮、山药、宁枸杞、巴戟、香附、甘草。

## （二）疏气二法

### 1. 疏理肝气法

用于胸胁痞闷，两胁少腹胀痛，嗳气，矢气觉舒等症。

药物：香附、青皮、柴胡、郁金、金铃子、玄参、香橼、玫瑰花、橘叶、紫苏叶、薄荷叶。

### 2. 和胃理气法

用于脘腹胀满，痞痛，嗳气，泛酸，食欲不振等症。

药物：半夏、陈皮、藿香、木香、砂仁、白蔻、枳壳、茯苓、厚朴、台乌、佛手、黄连、吴茱萸（宜轻）。

## （三）降气三法

### 1. 降气宽胸法

用于气逆胸膈，窒息欲绝及气厥昏倒等症。

药物：沉香、枳实、花槟榔、木香、台乌、苏子、前胡、降香、瓜蒌壳。

### 2. 降气止呃法

用于胃气上冲，呃逆不止，甚则呕吐等症。

药物：公丁香、干柿蒂、刀豆子、旋覆花、代赭石、厚朴、陈皮、生姜、竹茹，热重者，宜加黄芩、黄连以折火势。

### 3. 平降冲气法

用于胸闷，脐下有动气，气冲咽喉不得息，心慌，汗出，拘急等症。

药物：熟地、当归、白芍、菟丝、枸杞、沉香、紫石英、桂枝、香附、小茴、怀牛膝。

### （四）升气二法

### 1. 升提中气法

用于倦怠少气，便泻不止，脱肛，崩漏，白带清稀不断等症。

药物：党参、黄芪、当归、白术、升麻、柴胡、陈皮、桔梗、知母、枣皮、甘草，若服后疗效不显，可加少量姜、附以激之。

### 2. 升降气机法

用于邪郁上焦，咳嗽，痰不易出，胸膈间痛等症。

药物：桔梗、枳壳、柴胡、前胡、杏仁、升麻、厚朴、枳实、苏叶、粉葛根、葶苈子。

## 二、血病治法

中医学认为，血的原料是水谷精气，精气经过心肺和中焦的作用化为营气，再变成红色的血液。血液在脉管内运行，分布周身，流经全身的组织器官，供给生理上的需要。如果血液不能正常运行，或者不循经脉常道而妄行或错行，就会发生疾病。血实宜泄，血虚宜补，血瘀宜散。心主血，肝藏血，脾统血，三脏与血的生理病理密切相关。

气和血的关系非常密切，通常称为"血为气母，气为血帅"。血是气的物质基础之一，人体各部分的组织器官，都需要血液的供应，才能进行功能活动。血的运行要靠气的推动，首先是心气和肺气的推动。气行则血行，气滞可以引起血瘀；反过来，血瘀也可以引起气滞。在临床上血病可以考虑从气分去治疗，气病也可以考虑从血分去治疗。

## （一）补血二法

### 1. 滋肝养血法

用于消瘦，面色不华，不耐烦劳，血虚不甚等症。

药物：当归、白芍、首乌、菟丝、阿胶、潼蒺藜、龙眼肉。

### 2. 益气补血法

用于严重血虚及气血两虚证。

药物：党参、黄芪、当归、白芍、首乌、熟地、阿胶、枣皮、河车、鸡血藤、肉桂。

## （二）止血五法

### 1. 清热止血法

用于心、肺、胃火炽盛所引起之吐血、衄血等症。

药物：生地、赤芍、丹皮、山栀、黄芩、黄连、银花、藕节、茅根、侧柏叶、地榆、仙鹤草、旱莲草、槐花。

### 2. 益气止血法

用于便血久不能止及妇科崩漏等症。

药物：党参、黄芪、炙甘草、熟地、阿胶、煅龙骨、煅牡蛎、姜炭、棕炭、续断。

### 3. 平肝止血法

用于肝之气火上逆，引起呕血、吐血、衄血等症。

药物：龙胆草、炒栀子、生石膏、石决明、丹皮、白芍、青黛、蛤粉、侧柏叶、生地、降香、郁金、枳壳、板蓝根。

**4. 清肺止血法**

用于肺虚内热引起之咳血。

药物：百合、冬瓜仁、沙参、麦冬、甜杏仁、炙兜铃、川贝、藕节、桑皮、黄芩、天花粉、天冬、仙鹤草、地骨皮。

**5. 祛瘀止血法**

用于跌打损伤、内脏出血、瘀留胸膈作痛等症。

药物：当归尾、桃仁、赤芍、红花、三七、姜黄、郁金、丹皮、茜草、炮甲珠、王不留行、刘寄奴。

**（三）行血三法**

**1. 理气活血法**

用于脘腹刺痛、痛经、气滞血瘀引起的疼痛等症。

药物：当归、赤芍、丹参、桃仁、红花、泽兰、五灵脂、香附、青皮、益母草、炒金铃子、延胡索。

**2. 温经活络法**

用于经络受塞，气血流行不利，引起的四肢痹痛等症。

药物：当归、川芎、羌活、灵仙、姜黄、苏木、秦艽、五加皮、海桐皮、豨莶草、桂枝、防风、地龙、丝瓜络。

**3. 攻逐瘀血法**

用于脏腑蓄血，癥瘕等属于血块内停者。

药物：归尾、川芎、赤芍、桃仁、红花、三棱、莪术、炮甲珠、土鳖虫、全蝎、五灵脂、血通、刘寄奴、虎杖、茜草。

## 三、痰病治法

中医认为，痰的产生是由于津液在体内某些部位停滞凝聚而形成，性质比较黏稠。如果聚集的津液比较稀薄，就叫作"饮"，常与痰相提并论。"脾为生痰之源"，痰证多因脾不健运，水津不布散所引起。肺气怯弱，肾阳亏虚，导致水液在人体的代谢失常,也是形成痰证的重要原因。"肺为贮痰之器",咳嗽与咯痰,哮喘与咯痰经常同时出现,皆因肺失通调所引起的痰饮,形成气逆痰阻之证。肾阳虚可使水聚而成痰饮,肾阴虚可使水液受内热煎熬而形成痰浊。综上所述,痰饮病的产生和治疗,与肺、脾、肾三脏密切相关,治本则多从脾、肾着手。

## (一)化痰四法

### 1. 宣肺化痰法

用于外感风寒引起的喉痒、咳嗽、痰多薄白等症。

药物:防风、大力、杏仁、前胡、象贝、桔梗、半夏、陈皮、蝉衣、胖大海。

### 2. 清化痰热法

用于痰浊引起的食呆、恶心、舌苔厚腻等症。

药物:半夏、陈皮、苍术、厚朴、茯苓、苡仁、白芥子、莱菔子、粉通草。

### 3. 温化痰饮法

用于畏寒肢冷、气短、喘促不能平卧等症。

药物:茯苓、桂枝、白术、干姜、五味、细辛、半夏、化红、海浮石、鹅管石。

## (二)消痰二法

### 1. 消痰平喘法

用于痰浊阻肺引起的喘息、呼吸有声等症。

药物:白芥子、莱菔子、苏子、葶苈子、射干、麻黄、杏仁、厚朴、牙皂炭、白前根、金沸草。

### 2. 消痰软坚法

用于痰核、瘰疬等症。

药物:山慈菇、夏枯草、僵蚕、象贝母、海藻、昆布、半夏、玄参、牡蛎、胆星、蒲公英、麦芽、甘草。

### （三）涤痰二法

#### 1. 荡涤痰涎法

用于痰黏壅塞引起的呼吸不利、胸胁作痛，甚则发为癫狂等症。

药物：礞石滚痰丸（青礞石、沉香、大黄、黄芩），控涎丹（甘遂、大戟、白芥子）。

#### 2. 搜逐风痰法

用于痰涎上壅之中风昏愦等症。

药物：属于内闭体实者，用辛温开窍法，药物如川乌、生附子、生南星、木香、僵蚕、全蝎，蜜水送服。属于痰热壅滞者，用辛凉开窍法，药物如至宝丹、柴雪丹或安宫牛黄丸，可用黄连温胆汤送服。凡属中风急救，均可以用开水冲服蛇胆陈皮末（中成药）。在辛温开窍或辛凉开窍之后，宜接服汤药或进行其他抢救措施，以免贻误病情。

## 四、湿病治法

湿是潮湿之意，湿聚可成水，水散复成湿。湿的性质重浊腻滞，不易渗泄，因此，湿病往往缠绵不解。湿分内外，外湿多见于夏秋之间，是指外界之湿浸入人体，如冒雾、淋雨、涉水、久居潮湿之地所引起的病证。但是外湿较少单独致病，往往和风、暑、热、寒之气相兼为病，是外感病的常见原因。如湿与风结合，则为风湿；与寒结合，则为寒湿；与暑结合，则为暑湿；与热结合，则为湿热。内湿是由脾胃运化不良所产生的水湿。脾为己土，喜燥恶湿。如"湿困脾阳"，就是邪气过重束缚脾的动能，更加妨碍水湿的运化，因此，湿病初起，往往有脾胃不适的症状，如恶心、呕吐、食欲不振等。故湿病多属中焦，在治疗上应脾胃并重。因此，前人有"中气实则病在阳明，中气虚则病在太阴"之说，是有实践依据的。

## （一）化湿三法

### 1. 芳香化湿法

用于胸闷、食呆、口淡、泛恶、舌苔白腻等症。

药物：藿香、佩兰、砂仁、蔻壳、陈皮、佛手、草蔻仁、厚朴花、苍术皮、黄豆卷、苏叶、通草。

### 2. 苦温燥湿法

用于食滞脘痞、便溏、泛酸、嗳气、腹胀、苔白腻而滑等症。

药物：苍术、厚朴、草果仁、干姜、砂仁、澄茄子、荜茇、橘红、茯苓、茵陈。

### 3. 清化湿热法

用于胸闷、心烦、口渴、尿黄、短气疲乏、舌苔黄腻等症。

药物：鲜豆卷、荷叶、藿香、佩兰、砂仁、砂壳、杏仁、苡仁、厚朴、黄芩、滑石、通草。

## （二）利湿二法

### 1. 淡渗除湿法

用于湿热内蕴，或湿阻肺脾，气机不宣等证。

药物：淡竹叶、苡仁、通草、赤茯苓、白茯苓、滑石、茅根、芦竹根。

### 2. 健脾逐水法

用于肢体浮肿、腹胀、尿少而频等中气不足证。

药物：汉防己、黄芪、白术、炮姜、槟榔、厚朴、木香、茯苓皮、大腹皮、木瓜、葫芦瓢、车前子，可加仙鹤草、大枣。

上述气、血、痰、湿的各种治法，都应以阴阳学说作为指导。阴阳学说是表示一定具体变化的相对性概念，如阴阳互根、阴阳平衡和阴阳转化，可以反映人体变化的某些规律。在医疗实践过程中，要在阴阳相互依存（互根）的基础上，运用阴阳的平衡、转化规律，进行疾病的防治。在治法的具体应用时，又要根据病机的"表里出入、上下升降、寒热进退、邪正盛衰、阴阳虚实"等情况来遣方用药，才能取得较好疗效。

# 水肿病因病机浅析

人体水液的代谢，与肺、脾、肾、三焦、膀胱等脏腑密切相关，而津液的生成、输布和排泄，又依赖于气的升降出入，因此，肺的宣发肃降、脾的运化转输、肾的蒸腾开合、三焦水道的通调、膀胱的气化排出，都关系到人体的水液代谢。若这些脏腑的功能失调，水湿不能储藏、运化，则可聚水而生病。《素问·水热穴论》曰："肾者，胃之关也，关门不利，故聚水而从其类也。上下溢于皮肤，故为胕肿。胕肿者，聚水而生病也。"张介宾在《景岳全书·肿胀》中说："凡水肿等证，乃肺、脾、肾三脏相干之病。盖水为至阴，故其本在肾；水化为气，故其标在肺；水惟畏土，故其制在脾。令肺虚则气不化精而化水，脾虚则土不制水而反克，肾虚则水无所主而妄行。"下面仅就水肿与脏腑的关系做简要的分析。

## （一）水肿与肺的关系

"肺为水之上源"。肺主气，在水液代谢过程中，肺主要是起宣发肃降和通调水道的作用。若风寒外袭，或水湿内侵，均可导致肺气不宣，肃降失职，从而使水道不能通调，小便不利，导致水湿潴留于体内，泛溢于肌肤，从而出现水肿病象。若风邪外袭，肺与皮毛郁闭不通，则可见遍身浮肿，且浮肿先从眼睑开始，继之则波及四肢和全身，并兼见恶寒、肢冷或恶风、发热、咳嗽而喘等症，中医称此为"风水"。

### （二）水肿与脾的关系

"脾为胃行其津液"。脾主运化，若人体脾气虚弱，又伤于生冷饮食，湿困脾阳，积湿成水，导致脾阳虚衰，不能运化水湿，水湿停滞，泛溢于肌肤，引发水肿。其特点是腰以下肿较上部明显，按之凹陷不起，并伴有纳减、腹胀、便溏、面色萎黄、神疲乏力、舌淡苔滑、脉沉缓等症。此时，若单纯行水消肿，则疗效不显著，必须结合温运脾阳，恢复其运化水湿的功能，才能取得较好的治疗效果。

### （三）水肿与肾的关系

"肾藏五脏六腑之精"，"五脏之伤，穷必及肾"，"肾主水"。在水液代谢中，肾起主要作用。其关键有二：一方面是由于肾阳能温煦脾阳，使脾运化水湿的功能得到命火的帮助；另一方面肾脏具有强大的气化功能，又能帮助膀胱气化。故肾是人体调节水液代谢的重要器官。若因久病失调或素体虚弱，导致肾阳虚衰，不能蒸腾、温化水湿，则可使水积成邪，聚于体内或泛溢于肌肤，而成水肿病。肾阳虚则三焦气化不行，膀胱决渎失职，故小便短少或点滴不利。肾阳虚为主的水肿，可见面浮，腰以下肿尤甚，按之凹陷不起，并伴有腰酸重痛，阴囊湿冷，以及形寒肢冷，面色黧黑，腹胀而满，舌淡而胖，脉沉细无力，两尺尤弱等症。

### （四）水肿与肝的关系

此外，肝脏在水液代谢上亦有重要作用。肝主疏泄，调畅气机，故气、血、水液在体内的流行通利，要靠肝脏的正常疏泄，才能维持水液代谢的平衡。若肝失疏泄，气机不畅，水液代谢不利，则水湿停留于内，形成水肿或腹水。此种水肿多以腹部为著，如"肝硬化腹水"。临床上常以疏肝利水法治之，夹湿热者，佐以清利。

临床所见，水肿病的形成，不是单一的脏腑，往往是两脏或三脏功能的减退，才逐渐形成水液代谢障碍，而发生水肿。如肺、脾气虚，脾、肾阳虚，均可导致水肿。在治疗上，应根据水肿的病因、病机及证候特点，分别采取宣肺发汗祛水、健脾化湿行水、温肾化气利水等法，分清主次缓急而治之。若气不化精而精化水者，则应补肺脾之气；若土不制水，肾不主水者，则宜温补脾肾而利水。前人所谓"开鬼门、洁净府"者，乃发汗利小便也。因此，治疗总在调整肺、脾、肾等脏腑之功能，使水液代谢相对平衡，使人体的阴阳达到相对协调，方可使神机气化生生不息，从而保证人体的健康。下面附临床病案3例以示之。

**案1　脾肾阳虚，水湿下注**

谭某，男，57岁，住内科5床，1982年5月18日会诊。

患者住院半月余，曾服三仁汤、甘露消毒饮加生地等，俱效微。现神疲乏力，嗜睡，语声低微，小便短少，大便三日未解，食少，口渴不饮，面身俱肿，阴茎、阴囊肿大倍于常人，下肢浮肿甚，面色晦暗，舌尖红嫩，苔白厚滑腻，脉沉缓，尺部沉小无力。小便检查：红细胞（+++）。

病情分析：患者肾阳虚衰，阴寒盛于下，既不能助膀胱化气行水，又不能生少火以温土，水寒上泛，故面目浮肿晦暗。

肾为主水之脏，阳虚则水聚于下，致腰以下肿甚。肾阳不足，导致膀胱气化不利，故小便少。脾阳虚弱，不能磨谷消食，输布津液精微，故食少嗜睡、神倦乏力。脉沉缓为血虚气弱，水湿内盛；尺脉细弱属肾阳虚。舌嫩红为气血虚弱；苔白厚腻为阳虚湿困。

诊断：脾肾阳虚，水湿下注。

治则：温脾暖肾，化气行水。

方药：巴戟 20g，淫羊藿 15g，肉桂 8g（细末冲服），草蔻 10g，草果仁（炒）10g，苍术（炒）10g，广台乌 10g，当归 10g，赤芍 10g，白芍 10g，滑石（布包）10g，茵陈 10g，郁金 10g。

方义：巴戟、淫羊藿、肉桂温肾助阳化气；草蔻、草果仁、苍术芳香化浊，燥湿运脾；广台乌辛温助桂、戟以温肾，助蔻、果、术以温脾和肾；归、芍、郁金和血以济刚，并行营血中之邪外达；微量茵陈、滑石以为反佐。

1 剂后患者能起床运动，食增，谈笑自若，大便已解，先结后溏，小便色黄，舌正红，苔白转腐变滑。守方去茵、滑、金、芍、苍，肉桂易桂枝，加白术、槟榔、海金沙、前仁、附片。外用蝉蜕 30g，煎汤熏洗下阴。1 周后会诊，病无增损，腹泻稀便伴水样便，6~7 次/天，脉左弦右细缓，舌淡苔白厚腻，查小便：蛋白（++），白细胞（++）。予胃苓汤加草蔻、草果、广台乌、砂仁。2 剂后水肿大消，仅两足未消尽，脉细缓，舌淡苔白滑，食更增。上方加巴戟、淫羊藿。又 2 剂，肿消，食复，尿检正常。善后，早午服香砂六君丸，晚服金匮肾气丸而愈。

【按】此患者初诊时，辨证施治无可厚非，但应稳步前进，不应加槟榔等药耗伤中气，而服多剂更为不当。后以胃苓汤加味，则疗效显著，可见辨证用药准确与否是病情是否缓解的关键。

### 案2　脾肾虚衰，水肿反复

谢某，女，13岁，平安乡永远九队。1982年1月上旬，患水肿，经数医无效，乃求治于余。诊见面色苍白，声音微弱，全身水肿，按之没指，体重肢困，行动困难，小便少，大便溏，食差，询其月信，还未初潮，脉浮缓，舌淡苔白中腻。此属湿困脾阳，法当通阳行气、化湿利水。予五皮五苓散加麻黄辛开，令大气一转以加速消肿利尿；加苓、术燥湿运脾，通阳利水。2剂后反见恶寒，尿黄，舌红，脉紧小数，尿检：蛋白（++++），红细胞（++）。

病情分析：患者病情变为寒郁于表，里湿蕴而化热，此病兼表里，予麻黄连翘赤小豆汤加茅根、前仁。1剂尽，恶寒止，小便清，唯水肿依旧，食差，便溏，腰酸无力，动则心累气短，尿检无变化。脾虚不运，水湿停留，日久郁而化热，蕴结下焦，清浊不分，故尿多蛋白；脾虚不统血，则尿血；腰酸无力，肾虚之证已露，然水肿一症与肺脾肾关系密切，水肿既成，三脏功能都有不同程度的损害，必须突出重点，辨清病情，区分缓急。当今患者以脾虚胃弱为主，肾虚次之。若论治法，陈修园有言："中央健，四旁如。"先予参苓白术散以健中央，后议益肾。2剂后水肿减半，食增，大便成形，小便增多，尿检：蛋白（++），红细胞（+）。药既应手，守方3剂，水肿全消，饮食倍增，二便调，唯形体消瘦如柴，行坐稍久则感腰酸痛无力，下肢清冷，头晕耳鸣，舌瘰色淡，脉细弱，尺部尤著。综上病情，患者脾虚渐复，肾虚已著，予金匮肾气丸加参、芪、白术等味，3剂后诸症大减，饮食调理而安。

【按】此例因脾肾阳虚，水湿停聚而为肿。故以培补脾肾，温阳化气行水为治，使肾阳得充而能温运脾阳，脾之健运复常则水液能正常敷布而不停聚，故水肿得消矣。

### 案3 脾肺两虚，全身水肿

汤某，男，13岁，柏合乡马方大队。1971年仲夏，就诊我院，诊断为肾炎，先后服越婢加术汤、五皮饮、五苓散、实脾饮、真武汤等，如石沉海，效无半寸，改服维生素、双氢克尿噻、速尿，并肌注青、链霉素，又一月余，毫无进展。斯时面色苍白，全身水肿，按之没指，食少腹泻，日泻4～5次，溺少而清，舌淡脉细，急请市一院会诊，先后服理中、胃苓、四神丸、桃花汤，仍腹泻不减。近日加剧，日泻10余次，水肿未消，神怯体倦，无力起坐。余沉思再三，先医拟方多次不遂，暂予家醋120mL顿服，服后一时其泄遂止。斯时患儿骨瘦如柴，食不知味，日食两餐，犹感痞满，稍动则心累气短，舌淡苔白，脉细无力。予四君、五苓化裁，仍无效，不五日水肿如故，随又腹泻，服食醋泄止。如是者三，细研患者，面白无华，全身浮肿，饮食日少，且胸痞脘闷，四肢无力，语言低微难续，舌淡无华，脉细而弱，细阅尿检：蛋白、红细胞波动在+++至++++之间。

病情分析：患者长期胃虚不纳，脾虚不运，气血化生之源无以营养四肢百骸，故四肢无力；气虚则语声低微，血虚则面色苍白。脾胃虚弱，饮食不消，水湿停滞，滞于中焦则胸脘痞闷，溢于肌肤则水肿。脾之清阳不升则泄。脾气下陷，精微下注，则见尿中蛋白。脾不统血，故见尿血。综上所述，脾胃为后天之本，物质供应之地，脾胃纳运失职，故诸症蜂起。法当甘淡实脾，益气而不伤阴，扶阴而不损阳，理脾重视升运，治胃法宜通降，斯为恰当。

处方：参苓白术散加减。

方药：党参 18g，茯苓 15g，焦术 24g，苡仁 30g，莲米 30g，怀山药 30g，桔梗 12g，扁豆 30g，砂仁 9g，陈皮 6g，石斛 15g，甘草 3g。

3 剂后食增，泄止，肿消，尿检：蛋白（＋＋），红细胞（＋＋）。药既应手，守方又 5 剂，诸症大减，后予参苓白术散早午各服 1 次，晚服金匮肾气丸以巩固疗效。

【按】本案系脾肺两虚之证。患者素有脾虚，健运失常，以致水湿停聚而成肿。久则母病及子，土不生金，肺气失宣，其通调水道的功能失常，而加重其肿。故以益气健脾、培土生金、淡渗利湿之法，使脾虚得治，健运复常，肺之宣降和通调水道之功能恢复，水液能正常运行而不致停滞，故水肿得以消除，药仅数剂而获良效。

# 中风经验录

现代医学所称之中风，在《素问·调经论》中称为大厥，《金匮》开始名为中风。对中风病因的认识，金元医家中河间主火，东垣主气，丹溪主痰，各有所见。元代医家王安道根据刘、李、朱三子之论，结合自己的医疗实践，把本病分为真中风和类中风。清代医家叶天士命其为内风或肝风，张伯龙、张山雷援引脑溢血之说，结合《内经》"血之与气并走于上，则为大厥，厥则暴死，气复反则生，不反则死"之论，对中风之病理实质作了探讨。明、清医家所说之内风、肝风，是中风前期高血压症之病因，也是脑溢血的致病之因，两者之病因在中医学里没有多大区别，临床用药之基本规律，亦大致相同。

## （一）清代医家对中风病机、治法之概述

叶天士提出，中风的病机为精液有亏，肝阴不足，血燥生热，热则风阳上升；其治法为，缓肝之急以息风，滋肾之液以祛热，介以潜之，酸以收之，厚味以填之，或用清上实下之法。张伯龙提出，水虚不能涵木，肝风自动，风乘火势，而益扇其狂飙，火借风威，而愈张其烈焰；其治法是，潜阳滋降，镇摄肝肾，用于中风初期患者，大有功效。张山雷在用药法则上提出，潜阳镇逆，必以介类为第一主药；平肝化痰，清热养阴，皆可用作医佐。又提出，中风猝发之际，除介类潜阳外，开痰之品尤不可少。故伯龙之方，用于下虚而上无痰火者；山雷之法，用于下虚而上有痰火者，随证施用，各有所宜。二张对中风辨证之精义、选用之要药，都可师可法，是从临床实践中总结出来的。此外，如江涵暾之生铁落饮，镇肝化痰，清热宁神，亦可化裁应用。若中风痰涌，痰声如曳锯，可先用中成药蛇胆姜粒、蛇胆陈皮末灌服，接服汤药。在痰热已清之后，若留有中风后遗症，可用王清任之通窍活血汤或补阳还五汤以补气祛瘀，温运通络。

【按】中风为内科病中难治之证，色括现代医学所说的脑栓塞，脑血栓形成，以及脑出血（内囊、脑桥、脑室、小脑、蛛网膜下腔出血）等，临床上应注意本病之治疗。急性发病期，以西医急救为主，方不致延误病情；恢复期，以中医治疗为主，活血、祛瘀、通络，以恢复其脏腑经络功能为目的而善其后，使之康复。

## （二）关于中风辨证论治的探索

### 1. 肝阴不足，肾阴耗伤，血燥生热，风阳上升

主症：头目不清，眩晕欲倒。根据张简斋之经验，可用鳖

甲、龟甲、玳瑁、天麻、钩藤、冬桑叶、黑芝麻、山萸肉、生地、熟地、天冬、白芍、茯苓等品，以滋填潜镇，平息风阳。

### 2. 怒动伤肝，风、火、痰三者交炽

主症：头晕，目眩，耳鸣，不寐，神志不宁，便秘，溺赤。根据病情轻重，可用当归芦荟丸或黄连温胆汤化裁。药如生地、玄参、龙胆草、夏枯草、旱莲草、黄芩、黄连、木通、车前草、酒军、芦荟、法夏、陈皮、枳实、竹茹、莲子心等品可以选用。

### 3. 思虑烦劳，心火上炎

主证：心悸，怔忡，心烦不寐，小便黄少，大便不利。根据病情，可用天王补心丹、清心导赤散等化裁，药如天冬、麦冬、生地、玄参、丹参、赤芍、党参、黄连、犀角、淡竹叶、灯心、石斛、泽泻等品可以选用。

### 4. 上实下虚

主证：猝发僵仆。上实是指风阳上越，下虚是指肾水虚衰。根据病情，上实是假，下虚是真，治宜滋阴潜降，镇摄肝肾。药如龟甲、磁石、阿胶、生地、熟地、女贞子、旱莲草、僵蚕、蝉衣、菊花、钩藤等品。热重者，可加羚羊角（磨汁冲服）。近人张山雷除同意张伯龙之《类中密旨》外，更赞其治法以"潜镇摄纳"四字为主，最是探骊得珠。张山雷在《中风斠诠》中指出，惟临证之时，但当守此大旨，以为准则，亦不得拘泥于此篇所述药味。余谓潜阳镇逆必以介类为第一主药，如珍珠母、紫贝齿、石决明、玳瑁、牡蛎之类咸寒沉降，能定奔腾之气火。金石药中，则龙齿、磁石、玄精石、石英、青铅、生铁落之属皆有镇坠收摄之功。平肝化痰，则羚羊角、猴枣尤为神应。若草木类之木瓜、白芍、枳实，则力量较弱，可以辅佐。若龟甲、鳖甲，亦是潜阳沉降之品，但富有脂

膏，已趋重于育阴一路。若生地、石斛、玄参、黑豆之属，皆清热养阴之品，而人参、阿胶、鸡子黄等，尤为滋镇厚味。若菊花、蝉衣，则轻泄外风，亦以疏达肝木，与桑叶、胡麻、蒺藜、天麻等相类。此等药只可为辅佐之品。又此病之最着重处在浊痰壅塞一层。盖以阴虚于下，阳浮于上，必夹其胸中浊阴，泛而上溢，上蒙清窍，以致目眩耳聋，舌謇语涩，神智昏乱，手足不遂。故潜降虽急，而开痰亦不可缓，则姜半夏、胆南星、天竺黄、石菖蒲、远志肉、淡竹沥之属，皆不可少。但龙于此，独无治痰之法，终是缺点，是其美中不足。以上为张山雷辨证用药的论述，确系经验之谈，有实用价值。

# 冷风团证治一得

冷风团属现代医学之荨麻疹，中医又称瘾疹，而瘾疹之名首先见于《素问·四时刺逆从论》。隋·巢元方《诸病源候论》指出，"邪气客于皮肤，复逢风寒相折，则起风瘙隐轸"，"夫人阳气外虚则多汗，汗出当风，风气搏于肌肉……状如麻豆，甚者较大"。《医宗金鉴·外科心法要诀》说："由汗出受风或露卧乘凉，风邪多中表虚之人。"

## （一）病因病机

本病由于禀赋不耐，人体对某些物质过敏所致，或因过服寒冷饮食，或因药物过凉伤及少阴阳气，或因生物制品、慢性病灶感染、昆虫咬伤、肠寄生虫、精神因素、外界寒凉刺激等诱发。

## （二）临床表现

症见疹色淡微红，以露出部位如头面、手足为重，吹风着凉更甚，得热则缓，日久手足沾冷水亦起，冬重夏轻，缠绵难已，喜食辛辣热物，大便溏或秘，或动辄出汗，汗出后风团加剧，舌淡齿痕，脉沉细或沉迟。

### （三）施治

自拟"温阳益气补血祛风汤"治疗。药物组成：熟地20g，附片10g，前胡5g，干姜10g，白术15g，炙甘草10g，黄芪30g，当归10g，胡麻仁20g，柴胡5g，蝉蜕10g，地肤子20g，水煎服。煎服法：以上诸药除前胡、柴胡、蝉蜕外，先用冷水适量浸泡20分钟，放火炉煨沸，再用文火煎1小时后，再加入前胡、柴胡、蝉蜕，再煎10分钟，过滤取汁后再加适量冷水煎1次，仍煎1小时过滤，将两煎药汁混合均匀，平分8次服，饭前和睡前各服1次。

便溏用土炒白术20g；便秘用生白术30g，肉苁蓉30g，熟地30g；动辄汗出加龙骨、牡蛎、麻黄根各30g；纳差加砂仁10g，鸡内金10g；疹色淡暗或紫滞为寒凝气滞血瘀证，加川芎10g。

### （四）方解

张景岳谓："善补阳者必于阴中求阳，则阳得阴助而生化无穷。"故方中重用熟地配附、姜于阴中求阳；术、芪、草甘温，补脾胃以益气。以上两组药恰如丽日当空，阴霾散尽而生机勃发，如是而脾胃健，化源充，肺卫之气足，卫外功能加强，外风不易入侵。黄芪、当归相配名曰当归补血汤，起到"治风先治血，血行风自灭"的作用，配以胡麻仁润燥滑肠。稍佐二胡一升一降，畅达气机，使补气而无气滞之弊。使以地肤、蝉蜕以祛全身肌肤之风邪。全方体现了扶正祛风，动静结合，升降并用的功能，专治数年不愈之冷风团，疗效尚佳。

## （五）护理和预防

忌食动风、发物之食，如鱼、虾、酒、腥、辛辣及生冷瓜果。注意保温，但不宜过暖，以免汗出招致风邪入侵。

## （六）典型病案

游某，男，32岁，1980年季夏就诊。

患者自述患荨麻疹3年，经省、市、区级医院医治罔效。第一年为冬天发病，到次年转暖病方渐愈。第二年夏轻冬重。今年从春至夏频发不已，经市级医院及皮研所治疗罔效。详询其症，谓自昨冬以来小便清长，每夜必小便2次，大便常不成形，冷食凉饮则便溏，稍动则汗出，畏风，入夏以来，从不敢乘凉扇扇，稍有不慎被凉风吹之则发风丹（当地俗名），轻则四肢头面部丹大如李，重则胸腹背部丹大如鸡卵，甚则如掌大，瘙痒难忍；望其疹色淡，形状大小不等，全身皆是抓痕累累，舌淡苔白薄润，寸脉浮大而虚，关尺细弱。脉症综合，证属脾肾阳虚，气血不足，卫外不固之冷风团。法当温补肾阳，补益气血，佐以祛风。方用温阳益气补血祛风汤。

处方：熟地30g，附片（先煎）10g，干姜10g，白术（土炒）15g，炙甘草10g，当归10g，胡麻仁20g，柴胡5g，前胡5g，蝉蜕10g，地肤子20g，水煎服，2日1剂。

上药服3剂诸症减半，守方略为加减再服3剂而愈。3年后追访，亦未复发。

【按】患者患冷风团3年，长期反复，缠绵难愈，本方药仅服6剂而愈。业医者多忽略询问病史，切脉后便做诊断，以示医术高明，应引以为戒。治应以四诊合参，方不误人。

## （七）结语

冷风团患者多是脾肾阳虚，特别是气虚。《难经·八难》

云："气者，人之根本也。"景岳亦云："人之有生，全赖此气。"气有温煦作用。如《素问·刺志论》云："气实者热也，气虚者寒也。"卫气又称卫阳。《灵枢·本藏》篇云："卫气者所以温分肉，充皮肤，肥腠理，司开阖者也。"气对人体有防御作用。《素问·评热病论》说："邪之所凑，其气必虚。"另外，气的推动还对血的生成有一定作用。因此，治疗冷风团患者，除温阳外，更重要的是补气生血和调节气机升降是关键的一环，祛风亦不可少。

# 阳痿不可概作虚治

**案1** 夏某，男，18岁。甲子年仲夏求治。

去年初秋，患者多次性交后仰卧于地嬉耍。2个月之后，未及阳举而精已泄，此后即发阳痿。经很多医院和私人药摊进行中西药杂投（金锁固精丸、金匮肾气丸、紫河车、狗肾等），均无效。诊见形体健壮，神色憔悴，口干舌燥而不欲饮，小便时黄，舌偏红，苔白滑，脉弦缓。患者性交后每多汗出，抵抗力减退，再加上多次露卧湿地，湿邪乘之，宗筋弛纵，故阳痿不举。复予温补，故致口干舌燥，小便时黄，舌偏红，此为湿邪化热之象，予逍遥散与抗痿灵加减同服。

（1）当归20g，白芍15g，柴胡10g，茯苓20g，苍术10g，通花根10g，栀子10g，胆草6g，2日1剂。

（2）加味抗痿灵：当归60g，白芍60g，甘草30g，蜈蚣18g，苍术30g。共细末平分40包，早晚各服一包，兑汤药服。

【按】方用丹栀逍遥散，其中柴胡疏肝郁；白术易苍术入归芍之中以养血调肝，导湿外出，濡养宗筋；甘草易通草；佐茯苓淡渗利湿于下；丹皮易胆草，同栀子共除湿郁之热。抗痿灵中甘草减半并加苍术以除湿。服汤剂20服，散剂1料而愈。

**案2** 刘某，男，30岁，木工，资阳，乙丑年孟冬求治。

昨年10月，夫妇反目，情志不舒，致未及阳举其精已泻。今年2月，阳全不举，经各医院中西药和单验方治疗无效。夫妻感情进一步破裂，情志越加抑郁，特来求治。现诊见：精神抑郁不欢，但形体健壮，饮食不减，脉弦，舌淡兼瘀点，苔白滑。证属肝郁气滞，瘀阻脉络。治以疏肝行气，活血通络。方用柴胡疏肝散加减合抗痿灵。

（1）柴胡10g，白芍15g，当归20g，薄荷3g，枳壳10g，香附15g，郁金10g，红花5g，莪术10g，木香10g，沉香5g，楂肉10g。

（2）抗痿灵：当归60g，白芍60g，甘草60g，蜈蚣18g。细末分40包，每服1包，早晚各一次。

**【按】** 患者肝郁既久，气滞血瘀，宗筋不用。故用柴、枳、荷、香附、木香、沉香、郁金疏肝解郁行气；重用归、芍养血调肝，以防耗气伤阴；少许红花、楂肉、莪术活血。故汤散配伍服用月余而瘥。

**体会：** ①阳痿求治者青年居多，中年次之，老年阳痿当属生理现象。从以上两案来看，一属青年，一属壮年，正当阳旺之际，因故阳痿，故阳痿者非尽属虚证。②性交者乃宗筋用事，宗筋为肝所主，肝肾同源，虚则俱虚，实则俱实，肾阳虚致痿者极少，肝肾阴虚火旺致痿者亦少。余临床所见肝气郁滞或阳气郁而不伸、火郁阳痿者较多，湿邪袭肝，或肝经实热者次之。③余认为，抗痿灵的疗效固然好，但需随证配合汤剂，则疗效更佳。

# 浅谈眩晕证治

现代医学的高血压病、脑动脉硬化、内耳眩晕症、贫血和低血压、神经衰弱等疾患，都有眩晕的表现。眩晕临床表现为自觉头昏眼花，严重者天旋地转，如坐舟车，不能站立，病难速愈，常有反复。

## （一）历代医家对眩晕的认识

《灵枢·口问》："上气不足，脑为之不满，耳为之苦鸣，头为之苦倾，目为之眩。"《灵枢·海论》："脑为髓之海……髓海不足，则脑转耳鸣，胫酸眩冒，目无所见，懈怠安卧。"《河间六书》："诸风掉眩，皆属于肝木。"《丹溪心法》："无痰则不作眩，痰因火动。"《景岳全书·眩晕》："余则曰无虚不能作眩，当以治虚为主，而酌兼其标。"《医学从众录》总结前人的经验理论，认为："风者非外来之风，指厥阴风木而言，与少阳相火同居，厥阴气逆，则风生而火发，故河间以风火立论也。风生必挟木势而克土，土病则聚液而成痰，故仲景以痰饮立论，丹溪以痰火立论也。究之肾为肝之母，肾主藏精，精虚则脑海空而头重，故《内经》以肾虚及髓海不足立论也。其言虚者，言其病根，其言实者，言其病象。"

## （二）眩晕证治

中医认为，风、火、痰、虚皆可导致眩晕。眩晕既多虚证，也有虚实夹杂证。临床所见，一般虚证居多，如阴虚则肝风内动，气虚则血不能上行巅顶，血虚则脑失濡养，精亏则髓海不足；当阴阳气血不调，身体虚弱，脏腑功能失常形成病理产物痰、湿、瘀血时，可见到本虚标实的征象。临床时，审证求因，审因辨治，实属重要。

（1）肾阳虚衰，虚火上浮之眩晕，用引火汤或右归丸引火下潜。肾阴不足之眩晕，予杞菊地黄丸或左归丸补肾益阴。久病或热病耗伤肝肾之阴者又宜大定风珠滋阴息风。

（2）怒气伤肝，肝郁化火，肝阴耗伤，肝阳偏亢者宜天麻钩藤饮平肝潜阳。下虚上盛，肝阳上升太过，冲气、胃气随之上逆致眩晕者，宜镇肝息风汤以镇肝息风，佐以平降胃逆。胆胃不和，痰热为患者，宜温胆汤清热祛痰，调和胆胃。

（3）脾虚不运，湿聚为痰者，予半夏白术天麻汤以健脾除湿，化痰息风。脾胃虚弱，清阳不升，中气下陷之眩晕，用补中益气汤补中益气。气虚血滞者，予补阳还五汤补虚活络。心脾两虚之眩晕，予归脾汤补益心脾。气血两虚之眩晕，予十全大补汤气血双补等。历代医家对眩晕的证治积累了丰富的经验，余也有一些体会。

**（三）病案举例**

**案1　肝肾阴虚，肾阳亦损**

李某，女，年逾古稀，平素身体颇为健康，但因过度操劳，时而眩晕，无暇服药。拖延至 1979 年中秋，眩晕加重，两目雾涩，灼热不适。某医予龙胆泻肝汤，1 剂未尽即感头昏乏力、心悸气短而停药。旬日后，晨起眩晕跌倒，左额损伤，现存一 6cm × 8cm 瘀斑。原有 6 年高血压史，血压 210/120mmHg，西医诊断为高血压性心脏病，药用罗布麻片、潘生丁、芦丁片、利血平、维生素 C、丹参针，药后病情不减。长子背母前来求治，望其神倦，左眼眶周围及额部皮下青紫，局部肿胀，右眼内侧皮下青紫，坐立不稳，两子左右搀扶始坐，语声低微难续。长子代诉：头晕，心累，口干不饮，恶心，时吐清水，腰痛，畏寒，下肢清冷，嗜睡，舌淡，苔极少微黄、粗糙无液，脉细数，两尺无力。

从脉症分析：患者年逾古稀，五脏之精气已衰，过度操劳后气血暗耗，肝火内炽，故头晕、眼雾、干涩。医误认为肝经实火湿热，予龙胆泻肝汤，方中胆草、黄芩苦寒伤胃，故有今日之呕吐清水；脾主四肢，脾之阳气伤，故四肢厥冷、心累、语声低微难续；脾不输津，故口渴不饮；药中泽泻、木通、前仁清热利湿，肾阴必耗，肾阳亦损，故畏寒。仲景谓："少阴之为病……但欲寐。"综上所述：患者肝肾精血俱亏，长期阴虚，阴损及阳，肾阳亦虚；肝阴不足，肝阳偏亢，乘脾胃之虚，肝气犯胃。根据治病求本的原则，当滋阴为主，息风为辅，使阴血得充，阴能制阳，血能养筋，而风自息，又佐以扶阳，使阴得阳升而泉源不竭。方用血肉有情之鸡子黄、阿胶、熟地滋阴血，息肝风；辅以天冬、麦冬、玉竹、泡参、生地滋阴养血；龟甲、钩藤潜阳息风；丹参、肉桂、牛膝活血祛风通络，引火下行，使虚火归宅；竹茹、半夏一凉一温，调和胆胃，以降逆止呕。诸药合用，能呈滋阴息风，育阴潜阳，调和胆胃，降逆止呕，引火归原之功。

方药：阿胶 30g，生地 10g，龟甲 15g，钩藤 20g，川牛膝 15g，丹参 15g，肉桂 9g，竹茹 10g，半夏 10g，鸡子黄 1 个。

用法：除阿胶、鸡子黄、钩藤、肉桂外，水 800mL，文火煨至 400mL，加钩藤煨 5 分钟去渣，冲鸡子黄、阿胶溶化，分 6 次兑服，肉桂细末，6 次冲服。

服 2 帖后，诸症减半，按原方随症加减复进 3 剂，诸症消失。后予地黄引子调理半月，康复如初。

### 案2　肝肾阴虚，湿聚痰生

谢某，男，54岁，龙泉驿区塑料编织厂工人。患者平素喜好酒色，眩晕4年，血压常波动在160～180/110～120mmHg，常服降压灵、芦丁片、罗布麻片、安定、去痛片，以及中药天麻钩藤饮、补阳还五汤、半夏白术天麻汤、镇肝息风汤等，疗效皆微。近日来眩晕，如坐舟车中，旋转不定，不能坐立，求治于余。患者入座后仍需扶持，神倦，头倾、摇摆，四肢颤抖不已，痰稠而吐不出，项强不能左右转动，舌绛且紫，舌体瘦小而颤，难于出唇，苔白薄乏津，食少溺黄，不时烦躁，脉弦滑数。

诊后细思，《内经》云："人年四十而阴气自半，阴气者乃五脏之精气。"患者色欲过度，精气暗耗，肾阴不足，肝木失涵，肝风暗动，故见长期眩晕。患者长期饮酒，湿热蕴于脾胃，郁滞生痰，乘肾肝之虚，筋骨多有空隙，肝风夹痰乘虚入经络，故痰阻舌根则舌强、语言謇涩、舌颤伸不出唇。肝肾阴虚，不营经脉则四肢颤抖不休。湿热蕴于脾胃，纳运不健，则食少；湿热下注则溺黄。体瘦为阴不足。舌绛紫，为瘀热；苔白乏津是津液已伤。脉弦主肝风，脉数主热，滑主痰。综上分析：本病病机为肝肾阴虚，肝风内动，脾胃湿蕴化热生痰，痰热阻滞，络脉亦瘀。再从原用处方而论，天麻钩藤饮主治肝肾阴虚、肝火上升之证；镇肝息风汤主治肝风内动、风阳上扰之证；羚角钩藤汤主治热盛动风之证；阿胶鸡子黄汤主治热邪伤阴、肝风内动之证。诸方皆与本证不惬。

再三审辨，本案选大定风珠加减。药用阿胶、鸡子黄滋阴息风，生地、白芍、甘草、五味滋阴柔肝，麦冬、麻仁养血润燥，三甲（牡蛎、龟甲、鳖甲）育阴潜阳，在大队滋阴药中加法夏、瓜壳、射干祛痰利咽，同时用半夏之燥克服上药过于呆滞。

服药 2 帖，全身微和，舌颤减半，唯头晕、痰稠未减，且曾咳嗽，不时心烦，舌仍红，苔白粗，扪之湿润粘手，脉弦滑数。从以上证情变化来看，服药后患者阴虽渐复，痰热未衰，且有上蒙心窍之虑，选用温胆汤合镇肝息风汤二方化裁。方用二陈汤燥湿祛痰，理气和胃；枳实、竹茹、黄连清胆胃之热；瓜壳、竹茹、花粉清热化痰生津；三甲、代赭石镇肝息风，潜阳镇逆；玄参、龟甲、白芍滋阴柔肝，养阴敛阳，使阴能制阳而肝风自息；川楝、青蒿疏肝解郁，遂其条达之性；丹参、牛膝清热凉血，活血祛瘀，引血下行；再予至宝丹清热化痰，开窍通神，防其内闭。

方药：茯苓 10g，陈皮 10g，半夏 10g，枳壳 10g，竹茹 10g，龟甲 10g，鳖甲 10g，牡蛎 20g，玄参 10g，白芍 10g，金铃子 10g，青蒿 10g，丹参 20g，牛膝 10g，黄连 6g，赭石 20g，至宝丹 2 粒。

服上药 2 剂后诸症大减，唯头昏，心累，腰胀，脉虚弦细数，舌红苔白少，予一贯煎、杞菊地黄丸调理半月，身健如初，至今健在。

### 案 3　气虚伤暑，夹湿眩晕

李某，男，64 岁，本院职工。患高血压约半月，服中西药疗效俱微，故于 1980 年夏季求治于余。言及小有劳，身即热，自汗，头部眩晕如坐舟车，全身乏力，嗜睡，卧则心烦，食欲呆滞，口干不饮，黏腻不快，小便短赤。诊见：形体不丰，面色淡黄，形倦神疲，舌尖红余质淡，边现瘀斑，苔白腻微黄，扪得身肤湿润粘手，脉浮大而虚，右关且滑，血压 180/120mmHg。诊毕细思：其证正如《金匮要略·痉湿暍病脉证》云："太阳中暍，发热恶寒，身重而疼痛……数下之，则淋甚。"仲景未立方，李东垣立清暑益气汤，与本证较合拍。但患者血压较高，升麻、葛根又非所益；舌现瘀斑，方中祛痰之药不及。余再三审辨，予东垣清暑益气汤合王清任补阳还五汤二方化裁。热伤及气，黄芪益气固表，佐黄连清热解暑；湿伤及脾，苍、白术及法夏燥湿强脾，脾湿运，胃浊降，肝得疏泄条达而不致上冲，则眩晕治；火盛则金病而水衰，故用麦冬、五味保肺生津，黄柏泻热而坚阴；再加青皮平肝破滞，归尾、赤芍、红花活血祛瘀，泽泻、地龙泻湿而利小便且息风通络，陈皮理气和中。全方共成清暑益气，燥湿降逆，柔肝息风，活血通络之功。

方药：黄芪 120g，黄连 6g，苍术 10g，白术 10g，法夏 10g，麦冬 10g，五味子 10g，黄柏 10g，泽泻 10g，地龙 10g，青皮 10g，陈皮 10g，归尾 5g，赤芍 5g，红花 5g，甘草 3g。2 剂，每天 1 剂。

服药 2 剂后，头晕、心累、汗出、叹息、困倦、心烦、溺赤俱减，口干黏腻亦减，饮食虽增，仍口淡无味，舌淡苔白薄，瘀斑变淡，血压 150/95mmHg。药已生效，仍予上方加减，调理半月而愈。

### 案 4 卧睡则舒，起则眩晕

廖某，女，33 岁，龙泉镇上街。孀居数年，忧思操劳过度，近来眩晕日益加重，卧睡则甚适，起则仆地，需人扶腋而行，行亦感天旋地转，头晕目眩，体不支而欲仆，又不愿人扶行，故昼夜卧床不起，食欲逐渐下降，病情日深，服中西药无效，已停药 3 日，于 1957 年初秋请余医治。诊见：神倦，面色无华，气息皆弱，舌淡苔白润，脉虽浮大，但按之无力。诊毕沉思，居孀之人常多忧思，脾气结而不行，气虚则清阳不升，血不能上达于头，则脑部乏血而眩晕。劳累过度，阴血暗耗则血不足；饮食日减，气血之源亦渐渐不足，故舌淡润。气血不足，血虚气无所依，阳气浮越于外，故脉浮大而虚。

综上所述：本案属忧思伤脾，气结不升，操劳过甚，阴血暗耗，何得不晕且眩也。《素问·至真要大论》曰："劳者温之……损者益之。"病由脾虚气弱，当以甘温药物温养脾胃，此证不仅脾虚，而且清阳不升，不升则陷，故用黄芪补气升清阳；参甘补脾益气，白术燥湿强脾，助黄芪共成补中益气之功；升麻升举脾阳，柴胡疏达肝气，助黄芪升阳而不损及肝血；陈皮利气醒脾，使补而不滞；当归养血调肝以补暗耗之阴血，所谓，"治风先治血，血行风自灭。"古人云："气为血之帅，血为气之母。"血无气的推动，则凝涩不行，气无血的运载，则不能敷布全身，气虚则血无所摄，血虚则气无所依，两者是相依相存的。最后再加姜、枣调和脾胃。

方药：黄芪30g，党参30g，白术9g，柴胡9g，升麻9g，陈皮9g，甘草3g，大枣10g，生姜15g。

服上药2帖，诸症大减，后经饮食调理而愈。

**体会：**眩晕之因有风、虚、痰、火之分。风者并非外风，指厥阴风木而言；虚者有肾、肝、心、脾之别；痰因脾虚不能运化，脾病则聚液为痰，其中又有痰热、痰湿之别；火分虚实之别。案1中患者年逾古稀，孙辈成行，忙于家事，操劳过甚，阴血暗耗，肝肾阴虚，本当滋补精血则风自息，但犯虚虚之戒，以苦寒之龙胆泻肝汤伤其肝、肾、脾、胃，致肝风内动，冲、胃气逆，最后以益阴潜阳，引火归原，佐以降逆而收功。案2中患者喜酒好色。因好色过度，伤其肾精，肝肾同源，好酒贪杯，痰热内生，故致阴虚肝阳上亢，肝阳化风，夹痰热上冲而眩晕，横窜经络则项强、肢舌颤抖，且有内闭之虑，予温胆汤、镇肝息风汤加减而获效。案3中患者素有痰热，复感暑邪伤气而眩晕，证见虚实兼见，药则补清、芳化、祛痰而获效。案4中患者属脑血虚，是因气虚不能载血以养脑而眩晕，用当归补血汤、补中益气汤补气升阳，则血随气行，脑得血养而眩晕自愈。

此外，余治眩晕证还有以下几点体会：①长期高血压患者多有血管硬化，故适当佐以活血之药是有益的。②气虚致血压高者，黄芪必须重用，120g 为每日量，量轻则反有升压之弊。③要认真仔细审证求因，细辨阴阳气血的盛衰、寒热虚实的兼夹，一经辨证准确，就应谨守病机，灵活用药，不拘一方一药之限。④血压低者常多气虚，若予补气升阳则血压回升。

# 医林遗粹

余行医四十余年，其间接触了一些学验俱丰的良师益友，诸如张旭明、董雨甘、李文甫、谢毓松、刘德三等。他们在龙泉、简阳一带，名噪一时，但因诊务繁忙，无暇著述即与世长辞。兹借有生之年，将诸老治湿温的独特经验整理成章，以充医林一章。

### 案1 湿凝气阻，内闭心窍

蒋全修，私塾教师，自修医学，兼行医业。壬辰秋，长子天佑抢收水稻，疲劳过度而患感冒，服新加香薷饮、三仁汤、甘露消毒丹、藿朴夏苓汤等，病无增损。继则午后高热更甚，且微汗，予重剂白虎数剂，热势下降，但腹满时烦，倦怠，头重如蒙，小便短赤，已匝月。昨早胸腹满闷特甚，小便短涩，未更衣已 2 日，不食不饮，午后热增，心慌烦乱，胸窒欲闭，傍晚神识不清。急予紫雪丹、至宝丹，午夜神昏不语，牙关紧闭。家人惶恐，次晨急求救于吾师张旭明，师命余同往，途中言其病情经过，至舍望见患者身高体胖，面晦且垢，呼之不应，指针人中、中冲无反应，呈深度昏迷，呼吸时促时缓，胸腹蒸热无汗，撬开牙关，舌质淡尖红，苔白腻，脉象模糊、濡缓。诊毕，蒋全修曰："蠡子病情危急，望师抢救，请大胆处方，以希万一。"师言："病确系湿温无疑，湿性氤氲黏滞，与热相合，难期速愈。观其用药，原属不错，但湿开热化，用白虎汤当适可而止，过剂则脾胃阳伤，阳伤湿困理应芳香化浊以祛湿邪，不应以紫雪、至宝阻遏其湿，至宝本属辛凉开窍之佳药，但不宜脾胃阳伤之人，故有今日之变。薛生白云：'太阴内伤，湿饮停聚，客邪再至，内外相引，故病湿热。'是言湿温致病之因。又谓：'中气实则病在阳明，中气虚则病在太阴。'患者劳倦伤脾，复加药误，中气更虚。吴鞠通云：'湿热上焦未清，里虚内陷。'这是内陷之因。邪即内陷，故神识如蒙。又云：'湿温久羁，三焦弥漫，神昏窍阻……大便不下。'故二便不通。薛生白云：'湿邪内盛则舌白……湿则饮内留而不引饮……阳明之表肌肉也，胸中也，故胸痞为湿热必有之证，四肢倦怠，肌肉烦疼，亦必并见。'而脉微为阳不足，缓为湿阻，模糊为湿盛痰阻。"

综上分析，本案为湿温后期，里虚内陷，证现三焦，重在脾胃。当用苏合香丸以辛温开窍，通神醒脑；再用苍术、草蔻、草果温运脾胃以化湿；广台乌、油厚朴行气宽中兼运湿以通二便；菖蒲、郁金辛凉同用，以开心窍而复神志；佐黄连苦寒燥湿清热；通草、滑石渗湿利尿。

方药：茅苍术24g，草蔻10g，草果10g，广台乌10g，油厚朴15g，大建蒲15g，郁金10g，滑石15g，通草5g，苏合香丸2粒。

苏合香丸每小时溶化 1 粒，用温开水慢慢灌下以先开其闭。2 粒服后，患者神志转清，汤剂头煎以水 2 碗煨至 1 碗分 2 次服，4 小时 1 次。首次服药后半小时至 1 小时，可能出现心慌烦躁，此系湿开，不要惊恐，少则 10 分钟，多则半小时微汗出、神倦、嗜睡，不要惊呼，任其自醒，再服汤剂，则病情自然好转。以后衡量湿热轻重用药，着重调理脾胃，不一旬而告愈。

### 案 2　湿温传变，巧用苍术

柏合公社已故老中医刘德三，百病不离当归，称"刘当归"。余于 1948～1952 年医治湿温邪传营血分者近 20 人，未治愈 1 人，后都经刘老治愈。现举 1 例析之。

供销社职工龙天明之岳母患湿温，经数医治疗匝月，邀余出诊。观其神倦乏力，不饮不饥，小便短少色黄，舌红光亮无苔，脉细数无力。拟甘寒、咸寒养阴生津，方如益胃汤、五汁饮之类。服后津液不但不复，反舌绛干燥无液。后经刘德三老中医医治，3 剂立起沉疴，观其处方：当归尾 6g，红花 6g，赤芍 9g，丹皮 12g，苍术 6g，竹叶 9g，桃仁 6g，通草 3g。

余仿此方治同类患者，发现去苍术则治疗无效。窃思此病津液枯竭，辛燥之苍术如投，必火上加薪，但刘老用苍术量 3 钱，必然有效，后遇同类患者，见舌绛光亮或干燥者亦投苍术 3 钱，果然 1 剂津回，3 剂获效。悟其道理，有所得，病因湿性黏腻、重浊，伤人如油入面，病情反复，层出无穷，缠绵难愈，一经入营，舌即光亮如镜或红绛干燥，如予甘寒养阴或咸寒育阴，俱遏其湿，阻其去路，故愈养阴，而舌愈燥，恰犯吴鞠通所云之"润之则病深不解"。细研刘老之方：丹皮、赤芍、桃仁两凉一平，清营凉血，活血祛瘀；佐少许归尾、红花辛温，助活血行瘀之力；湿入营血，只凉血活血祛瘀，湿邪盘踞其中，分毫未能触及，故用入脾胃之苍术，入营血祛风除湿，透邪达外；辛凉之竹叶透其外达；甘淡寒之通草清热利湿，导湿从溺外出而解。综观全方，苍术是主药，证之临床，少用或减去不用则无效。苍术虽燥，但在大队的清热活血凉血药中不显其燥，但透发之力犹存，能透出营血中之湿邪，真乃妙用。营血中之湿，非苍术不能祛，湿邪不祛，久必蕴热，故愈养阴，湿邪愈深入，痼结难解，舌亦愈燥，焉能治愈。业医者学习各家之点滴经验而扩充之，对患者就能早起沉疴。

### 案3 大辛大燥，以退高热

1953年，柏合公社医生协会主任张某医治近邻张某。辨湿温高热不退，予紫雪丹、牛黄丸、犀角地黄汤合大剂白虎汤，热势不减，反升到40℃。急请谢毓松老中医诊治。拟方：茅术10g，草蔻10g，炒草果仁10g，广台乌10g，竹叶10g，黄芩10g，通草10g，滑石20g，大建蒲30g。

然患者高热到40℃还用大辛大燥之药，何也？谢老曰："患者虽高热，乃是湿遏热郁，故午后更甚，且无汗，面垢，神疲，头重如裹，四肢酸楚，小便短赤，食欲全无，不渴不饮，胸痞腹胀，舌虽红而苔白厚腻，布满全舌，脉象模糊。此时内闭之证已显，启内闭犹恐不及还用大剂白虎遏郁其湿，此一误。犀角地黄汤之生地滋腻，恰犯吴鞠通之戒'润之则病深不解'，此二误。在湿重热轻，势将内闭之际，不用茅术、草蔻、草果等大辛大燥以开其湿，更待何时？但亦不忘其热，故佐以黄芩苦寒燥湿泻火，广台乌行气，气行则湿化，竹叶清热除烦以透热，通草、滑石淡以利湿。如患者心慌特甚，急防内闭，大建蒲必须加倍。患者如果认真服下此药，必汗出溲增，明日可步行来诊。"果不出所料，次日患者扶杖来诊，药仅3剂，已转危为安。

【按】以上案例为前辈们治疗湿温病之经验，实属可贵。大凡治湿邪之法不外芳化、淡渗、清利之剂，少见有用活血辛燥之品。若湿邪入营血者，用当归、赤芍、桃仁、丹皮等凉血活血，以防湿热之邪伤及营血。若湿遏热伏者，用茅苍术、草蔻、草果仁等辛温燥湿之品，以燥化其湿邪，免致湿邪深锢难解，且入大队清热凉血药中，则无过燥伤阴之弊。若湿邪蒙蔽清窍而神昏者，又当以芳香化湿、开窍醒神为要，如苏合香丸、大建蒲等必不可少。后人临证须详审其因，灵活应用前人之经验，进一步提高临床疗效。

# 医方偶录

唐代医药学家孙思邈在《大医精诚》中说："世有愚者，读方三年，便谓天下无病可治，及治病三年，乃知天下无方可用。"这说明中医的处方，必须用中医理论做指导，否则疗效难期。余在学习古方过程中，偶录一二，以备选用。

## （一）八味丸方解

张仲景的《金匮要略》五用八味丸，清代的喻昌对此做过分析。①八味丸用治脚气上入，少腹不仁者。脚气即阴气，少腹不仁即攻心之渐，故用之以驱逐阴邪。②八味丸用治虚劳腰痛，少腹拘急，小便不利。因过劳伤肾，阴气逆于少腹，阻遏膀胱之气化，小便不能通利，故用之温养下焦，以收肾气。③八味丸用治短气，有微饮者。饮，亦阴类，阻其胸中之阳，自致短气，故用之引饮下出，以安胸中。④八味丸用治消证。饮水一斗，小便亦一斗，此肾气不能摄水，小便恣出，源泉有立竭之势，故急用以逆折其水。⑤八味丸用治渴证。肾阳虚衰，不能蒸动水气，口干而渴。故八味丸以护封藏之本，使肾水温升，其渴自止。后人谓八味丸为金匮肾气丸，是治消渴之圣药，深得水火升降之旨。肾为水火之脏，藏真阴而寓元阳，肾气包括肾阴肾阳两个方面，凡病伤及肾气，以及由肾阴肾阳之偏衰而导致他病者，均可用金匮肾气丸调理之。张景岳云："五脏之伤，穷必及肾。"又云："其有气因精而虚者，自当补精以化气；精因气而虚者，自当补气以生精。又有阳失阴而离者，不补阴何以救散亡之气？水失火而败者，不补火何以苏垂寂之阴？"这些论述，对阐发金匮肾气丸的妙用，可谓精切中肯，为用补方者提供了理论依据。

### （二）妙香散方解

妙香散治梦遗失精，惊悸郁结。方药组成：怀山药 100g，党参、黄芪、甘草、炙远志、茯苓、茯神各 50g，桔梗 10g，辰砂 3g（另研），麝香 1.5g，木香 7g，研为细末，与辰砂和匀。每服 7g，酒下（不能饮酒者，用淡盐汤下之）。

汪昂认为，心，君火也，君火一动，相火随之，相火寄于肝胆。肾之阴虚则精不能藏，肝之阳强则气不能固，故精遗而成梦。山药益阴兼能涩精，故以为君。参芪用以固气，二茯、远志用以守神，神宁气固，则精自守其位。辰砂镇心安魂，二香开郁通窍，桔梗载诸药久留膈上，甘草调和诸药交和于中。是方不以固涩泻火立法，但重安神固气，使精与神气相依，而收梦少精秘之效。

吴谦更从丹溪之论，加以阐发。朱震亨认为，主秘藏者肾也，司疏泄者肝也。二脏皆有相火，而其系上属于心；心，君火也，为物所感则易动，心易动则相火翕然随之，虽不交会，精亦暗流而渗漏矣。所以圣人只是养人收心养性，其旨深矣。震亨此论至当，其平生精力在补真阴以制妄动相火，深得

《内经》"天以阳生阴长，地以阳杀阴藏"之旨。近世医者唯知阳生，不知阴亦能生；唯知阴杀，不知阳亦能杀。《内经》中虽每每指出阳脱、阴脱、阳绝、阴绝皆令人死，奈何痴迷偏见者不知回头也。即此一证，老年之人，心有所动，而相火衰不能翕然随之，虽有所梦而无所遗。由此可知震亨用黄柏一味少佐冰片，独泻相火，而治中年火盛，梦遗而心悸者，屡用屡效，博步知病，信非诬也。

### （三）双和饮方解

双和饮治大病之后，虚劳气乏。其效补气益血，不热不惊，温而润之。方药组成：白芍7g，生地5g，当归3g，川芎2g，黄芪5g，炙甘草2g，上桂1.5g，生姜3片，大枣2枚，用水煎服。

此汤乃李杲以黄芪建中汤减饴糖合四物汤之方也。黄芪建中治虚劳之不足，是以补脾胃化生气血。此则直补阴血，兼之温养阳气，所以减饴糖之甘，加纯阴之品，名曰双和。如地骨饮其意在凉血热，故佐二皮以清之。圣愈汤其意在救血脱，故佐党参、黄芪以补之。而双和饮其意在温养气血，故佐芪、桂、炙草以温之。"形不足者，温之以气"，此之谓也。

# 望舌的临床运用

舌诊是中医诊断学上重要的指标之一。从中医理论来看，观舌色可知疾病之性质，正气之虚实；看舌苔可辨邪气之浅深，胃气之存亡；再审其润燥，可验六淫病邪之变化，机体津液之耗伤。

舌体是一个外露的内脏器官，其构造颇为复杂。从生理学角度而言，舌的变化，与血液循环、神经系统、舌乳头本身及腺体的变化有关。血液循环方面，主要有贫血、充血、瘀血和出血四种；神经系统方面，主要为舌之运动与感觉出现异常现象；舌乳头本身的变化，主要为充血、发炎、溃疡、萎缩、角化等；舌腺体的变化，主要是腺体分泌之多少及某些特殊情况的变化。中医学认为，舌为心之苗窍，人体有很多经络与之相通，故受病之经络脏腑、营卫气血、表里阴阳、寒热虚实的病情变化，皆可形之于舌。舌苔乃胃气所熏蒸，表现于舌黏膜。五脏皆禀气于胃，故可借以诊五脏之寒热虚实。以温热为例，舌诊主要根据舌及苔之形状、色泽、润燥等方面之变化，以辨别病邪之性质，区分卫气营血之证候类型，判断津液之存亡。

舌诊的内容，须分辨舌苔和舌质。以温热病为例，舌苔由薄变厚，从白变黄，表示温病的病情由轻变重。又由于病邪类别不同，患者体质有强弱及个体反应性之差别，可出现卫气营血各阶段的舌象变化。若舌质从正常到红，是热入气分；从红到绛、紫，是热邪深入营血；舌面燥裂或呈镜面舌，是伤阴劫液或气阴两伤，甚则胃阴消亡，多属危象。若舌苔薄白或薄黄，是邪在卫分；黄或厚腻而黄，是热盛阳明或湿热均盛；黄而干燥，是热伤津液，阳明腑实；苔厚腻多津而黑或灰黑而润，是湿浊不化；无苔或少苔，而舌质嫩红，可见于温热病各期，多属阴虚津伤，或气阴两伤。至于白苔绛底，多为湿遏热伏；黄苔绛底，多为气血两燔之候；舌苔黄或白腻而中剥，舌质或绛或紫，多属正气不足，热邪内陷，预后不良。总之，病浅者多见舌苔变化，病深者多见舌质变化。气分察苔，血分观质，故舌苔的变化，多见于卫分、气分阶段，舌质的变化，多见于营分、血分阶段，但临床上两者必须结合起来分析。舌苔多反映消化系统方面的变化，舌质多反映循环系统方面的变化。疾病在临床上的反应是错综复杂的，必须结合证候、脉象，或借助现代医学的理化检验等，加以细致的分析和研究，才能全面掌握病情。因此，我们要不断提高中医的辨证论治水平，更好地为实现"四化"服务。

清代名医叶天士先生在辨舌色方面别有神悟，临证历验，确得运用之妙。其论若温邪初起，舌白而燥者，肺阴将亡，宜麦冬、花粉、玄参等，或白虎汤加参、麦、五味。舌中心绛干者，心胃火燔，宜玉女煎及五汁饮。舌白如粉者，热踞上焦，栀子豉汤或杏、贝、蒌、桔、牛蒡等味。舌黄厚者，热踞中焦，诸承气汤选用。舌尖红绛者，心营暗炽，犀角地黄汤、牛黄、紫雪、至宝等选用。舌厚芒刺、断纹燥裂者，积滞热极，宜凉膈散、碧玉丹等。舌焦而齿煤，有唇舌燥裂出血者，火炽血涸，欲成风痉，炙甘草汤去姜、桂，加犀角汁。舌干枯而短者，肾气将竭，宜鸡子黄、阿胶、地黄、枣皮等。舌生大红点者，热极生疳，宜黄连、大青叶、板蓝根、玄参等。舌无苔而红绛者，热伤血分，宜丹皮、地黄、麦冬、玄参等。舌有苔而黄白者，热滞胃脘，宜枳实、厚朴、玄明粉，或用凉膈散。

温邪变化最速，舌色一黄，顷刻即可变浅灰黑，因其火中夹风，天下至速莫如风火，热邪横肆，弥漫三焦，故口渴舌干。又有舌灰齿煤，干枯之至，其脉细涩若无，身已不热者，比如火热成炭，只需大剂补阴（宜熟地、洋参、麦冬、阿胶、龟甲、鸡子黄），不必寒凉，因其病已无热。大抵舌白苔厚，在杂病为胃中积滞，在温病为邪伏膜原，一二日间舌苔即可变为黄黑色。

前人认定白苔为寒，未可深信。且有舌白而尖渐红，口渐燥者，其为热盛何疑。若无苔而舌白淡红者，方是虚寒，亦非温证所有。

温证舌尖红（伴有唇绛、目赤、面色红），烦躁有谵语者，即可用至宝丹。舌苔灰断而干，亦宜用之。舌厚而燥，或黄或灰或黑，宜急下存阴。舌苔不厚而干，宜大剂救阴。病初起舌苔白厚，宜宣通气分，病久舌苔黄，宜宣通血分。病久有苔而燥，宜泻积救阴。病久无苔而干，宜滋阴救液。舌白而谵语者，其舌必干，宜玉女煎之属。舌红绛而谵语者，热入心营，安宫牛黄丸、至宝丹选用。舌灰、舌黑而干燥，断无不谵语者，大剂犀角地黄汤，送服紫雪、至宝丹等。舌灰黑而润，不谵语者，乃阴证中寒，不是温证热炽伤津。舌色紫赤，热传营分，宜丹皮、生地、玄参、琥珀、丹参等味。舌质枯萎，救阴泻火已难，必须大剂甘寒，如鲜生地、鲜石斛、赤芍、玄参、麦冬，俱宜重用30g以上。若唇焦齿煤，肾水已枯，宜熟地、阿胶、麦冬、制首乌、鸡子黄等，虽用药得当，而奏效已难。又如瘟疫症见舌白苔厚，必须枳、朴；痢下不爽，亦须承气；苔黄厚者更不待言，此吴又可专主急下。至于疟痢为患，舌苔白厚，必须枳、朴；或白而兼黄，必加芩、连。若寒饮停积，阴邪伤中，呕吐冷涎，色灰湿滑者，必须桂、附。然有痢疾舌苔灰而不甚干，亦属热邪，不得误用桂、附。或其人素嗜烟茶，最易将苔染为灰黑，虽津液满口，而有热证可据者，仍可用芩、连之属。有久痢已虚，反生厚苔，而舌边糜烂，阴火上冲，水来克火，或白或黄，终成不治。若唇舌淡白无华，亦须用药温里。舌色深绛无苔，法当甘润，令甘守津还。舌心绛干，须清营热。舌心灰滑，须引火归原。舌黄味苦、味酸，皆脾经有热，宜芩、连、枳、朴、知母等味。亦有口甜、舌淡等脾虚者，宜四君、六君化裁。大抵无苔而舌色淡白者多寒，无苔而舌色红绛者多热。舌色淡白而口干者，以桂、附补命火，则津液熏蒸，上朝于肺，口干自止，不得以口干而用寒凉，盖口干但舌自润。阴证舌灰必薄，热邪舌灰多厚，厚者邪热为重。在疾病过程中，舌苔渐退者，邪亦渐退，舌苔渐进者，邪亦渐进。

# 撰写中医学术论文之我见

医生在读书、临床实践和科研活动中，会逐步积累一些经验、心得，以及某些科研成果，并借助论文的方式表达出来，即谓撰写中医学术论文。撰写论文不仅利于经验的总结，更重要的是对学习或经历过的知识的印证和再认识，以及深化。怎样写中医学术论文，现就几个应注意的问题，谈谈自己的粗浅看法。

## （一）论文的要素

一篇完整的论文要具备三个条件：①论点明确，即论文的主要观点，统帅全文的观点明确。②论述充分，即佐证论点的依据要充分，精心选择手中掌握的材料中最有说服能力的论据（材料分三类：即事实论据、理论论据、数据）。③妥善安排论据，讲究论证、论点的方法，即材料的先后顺序、详略、点题技巧。

## （二）题目的考究和提纲确立

文章必有题目，题目新颖、醒目才能引起读者的兴趣。好的题目，一看就知道文章要写的范围，解决的问题。百分之八十左右的题目即是论文的论点。选定题目后，就认真整理现有说明论点的依据，将材料按其论证的顺序初拟提纲，分别筛选。例如拙文《"引火归原法"之临床运用》，拟了如下提纲：①引火归原法中"火"的含义；②引火归原法为何而设；③引火归原法的治则提示；④验案纪要；⑤引火归原法的诊治秘要。然后依据这些提纲来逐一安排材料。如果在写文章时发现论据太少，题目太大，漫无边际，越写论据越觉困难，就必须把题目缩小，否则落笔困难。以前我在写关于"引火归原法"的一篇文章时，曾改题目三次，初拟《"引火归原法"理论依据及治验》，次拟《"引火归原法"的临床初探》，最后定为《"引火归原法"临床撮要》更为贴切，材料也便于安排。

### （三）论文的类型

目前各种杂志大体上将论文分为论著、临床经验报道、方剂研究等，下面列举一二。

（1）论著是专题发挥，又称专著和专论。它是针对一个问题作系统、全面、深入的论述及发表作者的独到见解。论著要写得好，就必须对该问题的历史、现状、要点逐一剖析，要将已知的众多材料去粗取精，去伪存真，择善而用，佐证自己的观点，如《补法探讨》《内经天人合一观》等。对初学写论文者，这条路较为险峻。

（2）临床经验报道是初学者写论文的"学步"，也是人们较多，较易写的一种论文。这种类型的特点是将临床资料加以整理、总结，然后写出自己的意见，同样要有论点、论据。诸如《黄芪建中汤的临床运用》《引火汤临床举要》之类。这种方式多为中医常用。对初学写作的同志来说，这条路较为坦荡。写作一般从个例总结开始，凡经自己治愈的比较疑难的，常见病中证情较复杂的，经过治疗体会深刻的都可动笔写，日子长了，功夫深了，写论文就好办多了。有住院条件的医院，可以根据有关的资料，用统计、观察、分析的方法，提出方剂、治疗效果、病例报道，以及存在的问题或经验，进而撰写成文，如《中药活血化瘀治疗声带结节和息肉56例报道》。

### （四）写论文的辅助功

一个人的智力是有限的，往往随着年岁的增长，记忆衰退，精力不足。为补此不足，同时学习前人和其他学者的特点，可以从几方面着手。

（1）工具书的准备。中医书籍汗牛充栋，怎样能从浩瀚的医学宝库中迅速取得一些主要的资料呢？除了备一些经典著作和个人著作，如《景岳全书》《张氏医通》，金元四大家的著作外，最好备一部《医部全录》，经典之论、经验之谈皆属可靠的论据。此外，医学杂志中的精要，按其专题归类保存，今时之任应秋老先生最注意此项工作。

（2）留心病案，归类存用。每一个医生临床上都会遇到一些较棘手的病例。医治患者的过程，即为应用中医理论解决问题的过程，因此印象深刻，成功或失败都会铭刻在心。存留这些病案，既能追查疗效又能发人深省；如果同类病案多了，既能加深理论的理解，又能从中找出规律性的东西，所以应该特别留心书写病案，并加以保存。

（3）勤于练习写笔记。医生诊余，读书十分重视动笔写读书心得，将阅读文章后得到的启发、体会、感想都写下来，不仅练习了写作能力，而且还积累了资料，当然有条件的同志还可做论题式笔记、诊余杂谈、读文章后的商榷文章。练之于平常，才不致有举笔困顿、"书到用时方恨少"之感。

以上所述，实为吾师张旭明的经验之谈，可概括为：时时勤读记，积累要功课，论点要明确，论据要充分，文理须通顺，层次要分明，读书破万卷，下笔如有神。

# 验案精选

## 引火汤与加味引火汤验案

### 案1　阴虚火浮，喉生双蛾

李某，男，25岁，于1962年5月14日初诊。

2年来，反复喉生双蛾3次，近半年来出现阳痿遗精。1周前食鹅肉后感咽部不适，自服一些中草药，3天后，病情有增无减，连吞稀粥都感困难。急到某联合诊所求治，经注射青霉素、口服中药等治疗，初时病情尚无进退，近日来病情加重。观其所服之中药5剂，多属苦寒清热兼养阴之剂。现烦渴，两颧发红，咽部双蛾肿大，只有棉签大的空隙，色淡红，但不甚痛，声音低弱，双下肢逆冷，腰痛耳鸣，小便清，5日前大便1次，舌嫩红无苔，寸脉浮大，稍重取则无力，重按全无。

分析：患者近半年来阳痿遗精，腰酸耳鸣，为阳虚显露，后食鹅肉诱发双蛾。治疗本应温肾，引火下行，前医反以苦寒之药复伤元阳，形成阴盛于内，逼阳于外，内真寒而外假热的格阳证。烦渴、颧红、脉浮大似属实热证，但实热之面红，必满面通红且渴喜冷饮，而此证烦渴不饮；此证脉虽浮大，但按之无力；咽部肿大而色淡，亦非实火；大便5日未解，因食少之故，且5日前便溏与现在的小便清俱是无热之象。声音低弱为虚，双下肢逆冷，是阳浮于上，不能温煦下肢之故。综上分析，本病属阳虚双蛾，急宜温肾救阳、引火归原。

方药：（1）熟地60g，杭巴戟30g，川牛膝15g，麦冬10g，茯苓15g，五味10g。

（2）吹口百效散吹于咽部。

（3）导火饼：白附子、吴茱萸、白矾各10g，共细末，醋调敷双足涌泉穴。

5月15日二诊：服上方1剂，病无进退，唯双下肢寒冷略减，患者及家属焦虑万分。详察四诊，仔细究药，确认诊断无误，乃仍宗前法，于内服药中加肉桂6g，附片8g，黄连3g（另包泡水兑服），人中白10g。

5月16日三诊：诸症减半，寸脉浮大已敛，尺部现细弱，唯感饥饿。药既应手，效方再进，嘱以热稀粥少少与之。

5月17日四诊：诸症消失，拟金匮肾气丸善其后。

【按】初诊时仅用熟地补肾阴，巴戟补肾阳，茯苓泄肾浊，五味敛肾气，麦冬泻热除烦，牛膝补肝肾而降火并导虚火下行。复诊时痛势不减，患者及家属焦虑不安，详察四诊，仍属阴证乳蛾无疑，细观用药，仅巴戟一味温肾阳，似乎显得病重药轻，非桂、附不足以温之，于是宗原方加入肉桂、附片补元阳、引火归宅，以人中白之咸寒助牛膝降火，黄连反佐以治上热之证。由于用药得当，疗效始著，病有起色，击鼓再进，四诊时诸症消失，乃用肾气丸以作善后治疗。

### 案2 龙火上浮，鼻衄不止

袁某，男，35岁，于1972年8月初诊。

1968年暑假由校回绵阳，食附片、虫草炖鸡后，长期鼻衄不止，服犀角地黄汤及西药4年，衄仍不止，故求治于余。症现鼻衄，多则日发1次，少则间日1次，颜面苍白，唇舌俱淡，舌边齿痕，阴囊潮湿且冷，阳痿遗精，已婚3年无子。给予引火汤（熟地、巴戟、茯苓、麦冬、五味）加肉桂、附片、川牛膝，服20余剂，诸症除。后加狗肾、紫河车、大芸、枸杞等，作丸1料，1973年冬生一女孩，全家十分高兴。

1981年1月1日，突然出现头部发热，随之两眼发红，鼻孔出热气。某医以麻杏石甘汤加桑白皮、野菊、酒军等治疗，1剂未终，头热加重，时觉头晕，心烦，丹田和下肢有寒冷感，食欲减退，复求治于余。望之两眼通红，无羞明畏光，舌淡齿痕，诊脉两寸及左关浮大，重取明显减弱，两尺沉细弱。

分析：根据脉症，此乃肾阳虚衰，龙火（指肾火、命门之火）上浮。肝开窍于目，目为火户，故两目赤，法当温肾阳，引火归原，则目赤自愈。

方药：熟地40g，巴戟40g，肉桂10g，附片10g，怀牛膝10g，茯苓15g，五味6g，砂仁10g，白芍10g，沉香5g（细末冲服）。

1月5日二诊：上药服2剂后，目赤、心烦、下肢及丹田冷感已减，寸关之脉已敛，尺部较前有力。守前方，嘱服2剂。

1月9日三诊：上方服至第2剂时，下肢及丹田冷感明显减轻，第4剂尽而诸症告愈。

【按】本病例因鼻衄而过服清热凉血之品，苦寒直折，致使阳气受到戕伐，病势不减，反而增剧。余素知患者患有肾阳虚衰，虚火上浮之鼻衄证，后患目赤，是否为阳虚火浮？详察四诊，果然若是，乃以温补元阳，引火归宅之剂而告愈。

### 案3 脾肾阳虚，口腔糜烂

张某，女，49岁，小学教师，于1978年10月10日初诊。

患口腔溃疡近2年，经多处求医，治疗不效，复经川医口腔科医治亦效微，后到省中医院服中药治疗，病情有所减轻。患者因工作关系进城困难，故来门诊求治。症见食冷、热和辛辣刺激之物俱疼痛，影响饮食和睡眠，近来头胀，唇麻，牙关紧。望之形体肥胖，面色淡黄，表情苦闷不乐，唇颊内侧、舌本、牙龈均有大小不等的溃疡点，大者如绿豆，小者如米，溃疡先呈淡红疹点，继者呈凹形溃疡，色灰白，稀密不等，舌体胖大齿痕，舌质嫩红，切其脉沉且细。既往服药，性寒则腹泻，性热则便秘。

分析：综合脉症及病史，治疗尤当慎用苦寒之品。因脾胃之阳已伤，久病及肾，肾阳亦虚，故稍进凉药则腹泻；脾肾之阴不足，故稍进热药则便秘。肝肾同源，虚则俱虚，实则俱实。肾阳虚，相火不安其位而上浮，则为头昏、失眠、舌本溃烂；脾胃虚则唇麻、牙关紧、唇颊内侧溃疡；阳虚水渍，则舌体肥大齿痕；脉沉且细，亦属阳虚之候。故此患者当属脾肾阳虚，以肾阳虚为主。法当温煦肾阳，引火归原。方拟引火汤加儿茶治口疮收生肌定痛，收敛溃疡之功。

方药：熟地30g，杭巴戟30g，茯苓15g，麦冬20g，五味6g，儿茶3g。

10月12日二诊：服上方1剂后感腹痛。服第2剂时腹泻，稀便3次，食欲减退，精神疲乏，双膝以下寒冷，余症如前。

方药：熟地40g，杭巴戟30g，茯苓15g，五味6g，麦冬10g，肉桂5g，川牛膝10g，干姜4g。

10月14日三诊：服上方2剂后，下肢已温，口干而不饮，溃疡、唇麻减轻，服第1剂药后大便成形，第2剂则便秘，舌质较前红，脉沉细。拟引火汤去麦冬，加桂、附引火归原，佐牛膝、人中白引火下行。

方药：熟地50g，杭巴戟30g，茯苓15g，五味6g，肉桂8g，附片12g，砂仁10g，川牛膝10g，人中白10g。

10月17日四诊：经上治疗，唇麻、牙关紧俱减半，饮食时溃疡疼痛减轻，自觉精神好转。守上方加山药10g，鸡内金10g。

11月25日五诊：上方共服18剂，诸症痊愈，拟桂附地黄丸巩固疗效。

【按】该患者初服引火汤，似病重药轻，遣药不当，再加苦寒之儿茶，导致腹泻、食欲减退、精神疲乏、双下肢冷。复诊去儿茶之苦寒，减麦冬之用量，加桂、附以温肾阳，干姜以温脾阳。服后出现下肢转温，溃疡、唇麻、牙关紧略减，但大便秘。正如患者所说"凉则腹泻，热则便秘"，遣方用药实属困难。三诊时用引火汤去麦冬，加桂、附，佐牛膝、人中白引火下行，加砂仁（《本草纲目》谓其"除咽喉、口齿浮热"）引脾火归原。服后诸症减半，真是"药一投方，只要一口汤"。后用桂附地黄丸巩固疗效。

### 案4　精血亏虚，痫衄并发

焦某，男，54岁，龙泉五金厂，于1980年11月9日初诊。

28年前左额因弹片击伤而呈凹陷性骨折，第2年秋出现癫痫，后因痫发之前伤口反复化脓，于1959～1963年先后行手术3次。术后，癫痫必因情志不舒或过度疲劳而发，有时两个月一发，半月一发，甚则一夜四发。近8年来，每次癫痫发作前均有点滴鼻衄，衄止痫即发，每年约10余次。近8天来出现鼻衄不止，经西医打止血针，服止血药及油纱条塞鼻等治疗无效。今日病情加重，鼻衄如泉涌，盈碗不止，动则头眩，其腰以下寒冷特甚，小便清长，余沥不尽。视其颜面苍白，头昏，精神萎靡，身着棉衣，行走摇摆，两目红赤，舌体肥大，边现齿痕，质嫩红，苔白薄，前半部乏津，根部微滑，脉两寸浮大，重按无力，两尺微弱。

分析：癫痫是指发作有时，醒后起居、饮食皆如常人，分原发性和继发性两大类。原发性癫痫多发生于小孩，有原发性癫痫遗传史。继发性癫痫多继发于脑肿瘤、脑囊肿、脑外伤等。该患者因头部受伤后数月始发癫痫，故应为继发性癫痫。中医学认为，痫证的发生多因精神、饮食和先天因素等，造成脏腑功能失调，如《临证指南医案》说："痫病或由惊恐，或由饮食不节，或由母腹中受惊，以致脏气不平，经久失调，一触积痰，厥气内风，莫能禁止，待其气反然后已。"脑外伤引起脏腑功能失调，主要在肝、脾、肾，影响于心而发病。惊恐伤及肝肾，肝肾阴亏，不能敛阳而发病；肝风内动，又热煎津液为痰，或因饮食不节损伤脾胃所致精微不布而痰浊内聚，这是痫证的发病基础。患者每因情志不遂、劳动过度等触发积痰，导致气逆或肝风夹痰上扰，壅闭经络，阻塞心窍而癫痫发作。肝肾同源，精血不足则肝阳上亢，木火刑金则鼻衄。长期癫痫，反复手术，肝肾俱伤，精血更伤，病不但不减，而痫发愈频。对于鼻衄，过服镇静、寒凉止血之剂，使肾精、肝血继续亏损，导致肾阳亦虚。

斯时鼻衄8天不止，且如泉涌，盈碗不止，两目红赤，两寸脉浮大，似属热盛；复望之有面色苍白，精神萎靡，头昏，行走飘摇，腰以下寒冷特甚等一派阳虚之象；小便清长，余沥不尽，属肾阳虚象；舌质嫩红，属阴血虚；舌体胖大齿痕，为阳虚显著；两尺微弱亦属肾阳虚衰之征。综上所述，本案属虚实夹杂，上盛下虚。"虚"乃肾阳、肾精、肝血俱虚；"实"乃上亢之阳，上浮之火。根据急则治标，缓则治本的原则，急需温元益阳，引火归原，待衄止后，再议治痫。

方药：熟地30g，巴戟40g，肉桂10g，附片10g，怀牛膝20g，麦冬10g，人中白20g，旱莲草30g，白茅根20g，童便30g。童便使用未满12周岁、无病男孩之中段尿，于每次服药时加入。本书使用的童便皆遵此法。

1980年11月10日复诊：服上方1剂未尽，痫发渐少，余症大减。药已对症，原方继服1剂以巩固疗效，后则继续服药10余剂，半年后随访，鼻衄和癫痫皆未复发。

【按】大凡衄血治法，暴宜清，久宜甘温滋补，上出血宜降，下出血宜升。张景岳指出，"善补阳者，必于阴中求阳，以阳得阴助则生化无穷"。又有肝肾之药非重不沉（药量需重），但引火之桂、附宜轻。故重用熟地，佐枸杞、旱莲补肾阴，且旱莲有止血之功；肉桂与牛膝一补肾阳，一补肾阴，佐童便引火下行以止血。数药合用，阴阳互济，则虚浮之火下归于肾，更以咸平之人中白助牛膝引血下行。然虚浮之火必伤肺，故用麦冬，茅根甘寒以宁肺，且茅根又能止血。因其辨证准确，立法得当，故获得药到病除之效。

以上四案，系余运用引火汤（熟地、杭巴戟、茯苓、麦冬、北五味）的初步经验，讨论如下：

（1）在临床实践中，病情复杂者须随证加减，以适应病情变化的需要。俗云，"有成方而无成病"。方贵师其法，而不泥其方,就方择药,审其病情,归于阴阳,异病同治,效非平常。如案1中患者素患阳痿、遗精,病后服寒凉之药,导致肾阳愈虚,虚火上浮,初拟引火汤加牛膝,服后无效;二诊时审证究药,认为温肾、引火不力,一经加入桂、附则疗效大著。案2中患者本身无病,服温补之剂后鼻衄,虽服犀角地黄汤亦属对症,但长期服用,必伤肾阳,导致阳痿、遗精,经服用引火汤而愈。后出现双目红赤,用寒凉之药使加剧,仍拟引火汤而愈。案3之口腔溃疡者,初诊用引火汤加苦寒之儿茶引起腹泻,二诊加辛热之干姜而便秘,表明患者为阳虚上浮之火,宜温,宜引,上药不对症,故而无效;三诊时加入桂、附、牛膝、人中白,则疗效显著。案4之鼻衄、目赤,诊断为肾阳虚、虚火上浮之鼻衄,急予温元救阳、引火归原之"引火汤"加减治疗,1剂而衄止,目赤亦除;后断续服药10余剂,随访见鼻衄、痫证均未复发。本例未治痫而痫证得治。盖痫证的主要病变,与脑髓有密切关系,因此,虚痫给以补肾填精充脑是有一定疗效的。

(2)引火汤所引之火,是肾阳虚衰、虚阳上浮之火,意在引火下潜,元阳归宅,因此,所引之"火"当指虚火。可见,此火非六淫之火,而是人身固有之火,一般认为是肾火。肾火位居下焦,一旦上浮,可呈下真寒,上假热的证候。下寒,则腰酸,下肢冷,溲清,便溏;上热,则面色娇红如妆,口舌糜烂,单、双喉蛾,鼻衄,目赤。在剖析寒热真假时,应该认真辨其欲饮与不欲饮,如真寒假热常可见口虽渴而不欲饮,以及身虽热而反欲得衣,脉虽浮大而无力,或两尺虚弱,或见细数,或上盛下虚,或舌虽红而胖嫩等。以上是辨证之眼目,此其一。其二,"真阳以肾为宅,以阴为妃"。因而,治疗上重用熟地、麦冬填补真阴,肉桂、附子引火就下,归于水中而不再上行。如此则不降火而火自降，阴阳得以相配而收"阴平阳秘"之效。

（3）余初用引火汤治疗阴证喉蛾，获得满意疗效，由此受到启发，对于许多内科疑难症，诸如鼻衄、口腔溃疡、外伤性癫痫等，符合元阳虚衰、虚火上浮的指征者，都可收到满意疗效。然而实践证明，单用引火汤是不能完全胜任的。方中熟地甘微温，补心肝肾之阴血；巴戟甘微温，补肾壮阳；茯苓甘平，利水渗湿，健脾补中，能减熟地呆补之性；李时珍谓，麦冬润燥滋阴，清金降火，以治上浮之火；五味酸甘温，益气生津，补肾养心，收敛固涩，以补肾纳气，收敛上浮之火。故引火汤的主要功效，不外温肾、滋肾、敛肾、导浊、清金降火，但缺引火归原之桂，温肾壮阳之附，故疗效不显，一经加入桂、附则疗效显著，再佐以牛膝引血下行，如脾虚者加砂仁，上热盛者加少许黄连，就更全面，疗效亦可大大提高。读者可举一反三，推而广之，验证于临床。

# 温病证治举隅

病邪有轻重，病位有浅深，时令有不同，个体有差异，故温热病的辨证虽以卫气营血为常法，但临床实践中，卫、气、营、血的证候却是很少单独出现的。如临床可见表邪未解而里先结；热已入营而气分之邪未净；邪热炽盛，每多气血两燔；真阴欲竭，壮火仍炽；热邪内闭，又现外脱；暑湿夹风，三焦俱病；热久伤阴，或湿久伤阳，以及正虚邪盛，导致阳证转阴或阴阳夹杂等多种证候发生。故对卫、气、营、血辨证的运用，既要知其常，更要知其变。观其变化而运用，才不失病机，方能圆机活法收得疗效。兹举病案几例，以作引玉之砖。

**案 1　暑温夹湿，外受风凉，三焦俱病**

李某，男，30 岁，龙泉驿区商业局干部。己未孟秋中旬，天暑地热，乘风露卧，风暑夹湿，3 日来腹胀，头痛如裹，全身酸重疼痛，逐日加重，食量日减，至第 4 日寒战不休，急求治于余。望其形体魁肥，动态不敏，面黄，神倦怠惰，身着军大衣且寒战不绝，舌绛，苔薄黄，脉浮缓。

分析：王旭高云，"暑乃郁蒸之热，湿为濡滞之邪，暑雨地湿、湿淫热郁，唯气虚者受其邪，亦惟素有湿热者感受其气，体肥多湿之人，暑即寓于湿之内"。患者体肥，已受暑湿于内，乘凉露卧，复感风凉于外，阳虚蕴湿，内外相合，风湿相搏，则身体酸痛，头重如裹；卫阳被阻不能卫外，虽厚衣而寒战不休；暑湿内蕴，气机不利则溲黄腹胀；舌绛苔黄，俱属湿遏热伏之征。本案暑温卫气同病，卫分兼寒，邪蕴于身，既不外达，亦不下行，颇虑内闭之变。吴鞠通云："暑兼湿热，偏于暑之热者，为暑湿，多手太阴证而宜清……湿热平等者，两解之。"综上所析，患者暑温夹湿，外受风凉，三焦俱病。治疗以解表为主，芳香化湿兼之，清热佐之，表里分消，三焦并治。

处方：银翘散加减。

方药：银花 10g，连翘 10g，薄荷 10g，芦根 10g，防风 10g，藿香 10g，佩兰 10g，云朴 10g，香薷 10g，豆豉 10g，木通 10g，鲜芦根 10g，葱白 3 根。

方义：香薷辛微温，入肺胃专治夏日感冒风寒，头身疼痛，以荆、防助之，又以香豉配生葱以宣发之，以助香薷解表；连翘、银花、芦根解太阴之暑；藿香、佩兰、厚朴化中焦之湿；桑枝助荆、防除湿止痛；木通清热利湿。全方合为辛温开表，辛凉解上，芳香宣中，淡渗利下，表里分消，三焦并治。

医嘱：煨沸8分钟，3次分服。宜微温服，否则恶心，取微汗佳，忌油腻黏滞之物。

疗效：服上药1剂，微汗出，扪之粘手，寒战立止，诸症减半，药既应手，宗上方去荆芥、防风、香薷、藿香、厚朴、葱白，加竹叶、扁豆花、荷叶，1剂，诸症减退。

【按】暑温患者寒战如斯甚者，临床上确很少见，从其症状和脉象看可用藿香正气散，从舌红苔黄、溲黄来辨，藿香正气散又非所宜。四诊合参，最后诊断为表里三焦俱病之暑温，用解表开上，芳化和中，淡渗利下，两剂转危为安。

### 案2　暑疫毒聚，舌上生疔

堂兄贵成，知命又三，住柏合公社二河十四队。于癸巳年初秋，因过度疲劳饥饿，晚餐过多，次晨月朗星稀即下冬水田打谷子，复冷水淋身。当即寒战发热，头汗出，回家则卧床不起，脘腹痞闷作胀，令妻取老蔻大者四枚研细，兑白酒冲服，服后寒战发热，头汗更甚，心慌难忍，急迎医求救。按湿温施治，两日三诊，投药3剂，服未尽，即口干舌燥起硬壳，搔挖出血，随则昏迷。全家惊慌不已，邀余治疗。急趋病榻之前，见患者头汗浆浆，面红耳赤，唇焦齿垢，撬开其牙见舌红，苔黄燥起刺，隐约血痕，脉体小而实，扪其胸腹灼手，复重压其腹，两眉紧锁，欲以手推之，而又不得。询知3日未大便，小便黄少，服头剂药后恶寒罢，高热、头汗分毫未减。病后未进食，口渴饮冷无度。

分析：患者脉舌症俱是里实热证，腹部拒按，更属无疑。当务之急，急下存阴，汤丸并进，拟大承气汤、白虎汤加莱菔，急予紫雪丹2瓶、牛黄丸2丸溶化频频灌下。

次日复诊，患者大便通，腹不胀，热未尽，身仍汗出，扶壁步行，每次能吃梨1个，舌红无苔，布赤蕾如珠，脉细数。拟益胃生津，佐以清营透热。1剂后，舌红乏液，赤蕾增大或如绿豆或如黄豆，参差不齐，故宗前方、大其制，服后舌红干燥乏液，舌上赤蕾益大，如黄豆或如樱桃，且咽痛，诊后数次疏方未惬意。

余急请老中医代伯金会诊。诊毕，曰："此病自始至终皆属暑热疫毒。初起恶寒壮热、胸腹痞胀，说明疫已充斥表里三焦，而服辛温之老蔻，此是一误；前医误诊为湿温，芳香燥湿之药重于清热药，此是二误；你用白虎、承气汤丸并进很得力，故病大减，后则益胃生津，清营透热，药虽对症，但清热解毒不力，故病不减。"余师余云："疫毒发疮，毒之聚者也。"另云："咽喉者，水谷之道路，呼吸之出入，毒火熏蒸，至于肿痛。"又云："舌上发丁，或红或紫，大如马乳，小如樱桃，三五不等，流脓出血。"余堂兄之病，证属暑疫，当大剂清热解毒，气营两清，方予银翘散、清瘟败毒饮、清营汤三方化裁（银花、连翘、竹叶、大力、桔梗、石膏、犀角、黄连、生地、丹皮、芦根）。后以此方加减续进，半月间痊愈。

【按】该例病案属暑疫之毒深重，气营两燔之证。若只用辛燥化湿之品，则热势更甚，复伤其阴，故有胸脘痞闷、大热、大汗、口渴饮冷等阳明腑实证。热邪深入营阴，热毒炽盛，故见舌上生疔。当务之急，宜清营透热，通腑泄热以急下存阴。投以牛黄、紫雪清热凉血解毒以挫其热势，白虎、承气清气分之热。1剂后而热势退，口渴饮冷止，大便通，脘痞除，能起床扶壁而行，可少量进食；但余热未尽，舌上红蕾未消，津液缺乏；后按疫疹治疗，以清瘟败毒散、银翘散、清营汤化裁，清解气营热毒而告愈。通过此例病案，余深受启发。

暑热疫毒之病，不能按湿温治疗，更不能用辛燥之品。临证时，只要辨证准确，立法得当，方药合拍，才能起到事半功倍之效，方可立起沉疴矣。

### 案3　暑温闭证，呼吸五停

郭某，男，八岁，本区平安公社天平大队小学。壬寅孟秋，阵雨初晴，赤足裸体。偕数孩子竹林捉笋子虫玩，偶踏洋辣子（毛毛虫），痛痒难受，怕父母打骂，隐而不告。当晚发烧不甚，至次日傍晚，寒战高热，无汗，发痉，继而谵语。其父母骇然，急求治于本院门诊。西医诊为败血病，收入住院。急予物理降温，注射青、链霉素，服解热镇静药，数小时后，呼吸停止，急行人工呼吸抢救，如是者五。院长刘鹏邀我会诊。

望之头、胸、腹均用冷湿毛巾敷之，四肢内外和体侧以瓶贮冷水拥之以求降温，面红，目闭，牙关紧闭，3日未大便，手足厥冷，胸腹灼热，神志昏迷，掐其人中、合谷毫无痛楚反应，呼吸时缓时急，指针颊车，撬开牙齿，视其舌质红，苔薄微黄，诊得脉浮数不扬。诊毕，院长问曰："当属何病？"答曰："此为暑温内闭之证"。《温病条辨》云："温者热之渐，热者温之极也，温盛为热，木生火也，热极湿动，火生土也，上热下湿，人居其中而暑成矣。"患者阵雨初晴往返竹林，正是处于上热下湿之境，乃感受六淫之暑为外因；洋辣子之螫刺为不内外因；刺后痒痛难受，隐忍不愿告人，属七情惊恐。三因为病，外因是关键，来势凶猛，《温病条辨》云："暑温初起，形似伤寒。"故当晚发热、恶寒、口渴。《温病条辨》云："手厥阴暑温……精神不了了，时时谵语者。"又云："小儿暑温，身热，卒然痉厥，名曰暑痫。"吴鞠通自注云："小儿之阴，更虚于大人，况暑月乎？一得暑温，不移时有过卫入荣者，盖小儿之脏腑薄也。血络受火邪逼迫，火极而内风生，俗名急惊。"故次日傍晚，出现时有谵语，高热，无汗，发痉。

分析：本案应属太阴暑温延及心包之暑痫。吴鞠通云，"太阴伏暑，舌赤口渴无汗者，银翘散加生地、丹皮、赤芍、麦冬主之"。并可少与紫雪丹，治已传心包之邪。而西医仅以物理降温欲解其热，但逆其病势，冰伏其邪，导致内外俱闭，一昼夜间，呼吸五停，危在旦夕。患者面红、目闭、无汗、牙关紧急、发痉，是为外闭。目闭者，乃暑入手厥阴也。吴鞠通云："（目）喜闭不喜开者，阴为亢阳所损，阴损则恶见阳光也。"脉浮数不扬，浮主表，数主热，不扬者，邪欲外达，反被冰伏。手足厥冷是阴阳之气不相顺接，因暑热遏伏阳气不得外达四肢，所谓热深厥深是也。舌深红主热伤营；苔白主表邪，微黄主热。故知患者属表里合病，邪犯卫营，证属太阴暑温延及厥阴，引发暑痫。按中医施治，首先必去全身冷敷，停服解热药。治以辛凉开卫，咸寒清营。

处方：银翘散加味。

方药：犀角 3g（另包，先煎 30 分钟，现多用水牛角代），羚羊角 3g（另包，先煎 30 分钟），银花 10g，连翘 10g，荆芥 10g，牛蒡子 10g，薄荷 10g，钩藤 20g，香豉 10g，桔梗 10g，郁金 10g，菖蒲 3g，鲜芦根 30g。

方义：陈修园云："气道调，江河决，上窍通，下窍泄。"故方用银翘散以宣肺卫之闭；以苦寒及咸寒之犀角（水牛角）、羚羊角清营泄热，开窍定痫；郁金佐犀角（水牛角）以清心；钩藤佐羚羊角而定痫；菖蒲辛香善通心窍，故仅佐少许。

医嘱：嘱取水 800mL，煨犀角（水牛角）、羚羊角 30 分钟，后入诸药煨 8 分钟，约 400mL，分 3 次服，鼻饲给药，2

小时 1 次，取微汗出佳。忌风，以及油腻、呆滞之品。

疗效：服 2 次药后约 1 小时，全身漐漐汗出，热势渐退，神清气爽，呼吸调匀。次日宗上方去荆、豉、菖蒲小其制，3 日病退出院。

【按】医道之难言也。对患者虽能明确诊断，但正确立法、遣方用药，还需药真量足，煨服得法及家属的合作，更重要的是要有处处以救死扶伤的革命人道主义精神为行医之德。该患儿病情复杂危重，如温病学家吴鞠通云："伏暑、暑温、湿温，证本一源，前后互参，不可偏执。"根据《温病条辨·上焦篇》的第三十条、三十一条、三十三条的精神，该患者似都宜用清营汤、紫雪丹、安宫牛黄丸之类，为何独取银翘散加味？该患儿三因为病，前服解热镇静之药，又以物理降温，使得邪气冰伏，难以外达，如表证不解，上焦不通，二便所出之下窍亦不得其治，如此危重之病情，患儿有丧命之险。故用银翘散辛凉透邪开卫，复以羚、犀（水牛角）清心凉肺，取得汗出，诸症悉减。用古人方全在灵活加减，切中病情，不可胶柱鼓瑟，断章取义，而应领会全书精神，才能得心应手，疗效显著。孙思邈云："智欲圆而行欲方，胆欲大而心欲小。"诚哉斯言，后学者当时时铭记之。

# 燥证治验二则

河间刘守真著《素问玄机原病式》时，补出："诸涩枯涸，干劲皴揭，皆属于燥。"清初西昌喻嘉言在《医门法律》中又发秋燥之论。这些对燥证的治疗，不仅在理论上又有发挥，在治法和方药上也有进一步完善。燥证以内伤为主，外感亦有之。外感之燥根据其兼夹或兼化之不同，用辛润温通或辛凉甘润之法外解；内伤之燥多责之于肺、胃、肾。

**案1　津血内亏，血燥脱屑**

王某，女，21岁，洪河公社土桥大队。乙巳年诊断为败血症，在川医住院月余回家，出现食少神疲，形体消瘦，全身皮肤干燥脱屑。经数医治疗月余，中西药、单方杂投，病情有增无减，复现声低、息弱、短气、舌瘪红乏津。询其现症，诊见皮肤干燥脱屑日增，发痒日甚，每晨起后收集干屑约半把之多，眼、鼻、唇、口腔、咽部干燥，饮而不欲咽，食欲不振，大便干燥，头晕，眼花，腰痛，耳鸣，睡而难眠，伴心悸，停经6个月，且无白带，切得脉细短涩。

患者始于败血症，不免耗伤气血，肝肾不足，且诸药杂投，复伤脾胃，导致胃虚则食少，食少则气血生化之源匮乏，不能养先天，先天失养，增少耗多，故精血不足。肾虚则腰酸，耳鸣，口干舌燥；肝血不足，魂乃不安，故眠差；肝开窍于目，肝血虚则目干涩；血耗营虚，故使卫气失荣而浮躁落屑；血不荣心，故悸而难眠；舌体失荣，故干瘪而红；脉涩为血少之征。故本案属血虚生燥，治应填养精血以润燥。处方如下：

党参30g，山药60g，熟地18g，杜仲20g，当归15g，肉苁蓉30g，枸杞18g，胡麻仁15g，沙蒺藜15g，首乌20g，甘草3g。

方用当归、苁蓉、枸杞、胡麻仁、沙蒺藜、首乌填肝肾之精以养血；杜仲养肾以止腰痛；党参、山药兼顾脾肺，使脾旺以增食，肺健以助卫。嘱先服2剂以观疗效。

服上方2剂，诉瘙痒、脱屑、失眠、心悸等症明显好转，宗原方随症加减服药30余剂，治疗40余天，诸症消失。2个月后经血来潮，次年生一男孩。

**案2　血燥生风，外风夹湿**

曾某，男，64岁，商业局职员。患者诉腰背、阴囊痛痒发红近10年之久，经多方医治无效。辛酉仲春时，因瘙痒加剧，就诊于西医，诊为泛发性湿疹、寻常性银屑病，经治数月，时有微效。旬日来瘙痒难忍，非搔出血不能缓其势，其痒遇热则剧，彻夜难眠；全身皮肤干燥，躯干、四肢散在针尖到绿豆大丘疹，或拇指大圆形红斑，患处抓痕，血痂累累，皮损弥漫分布，以胸、背、腹、外阴、上肢居多，舌嫩红无苔，舌面裂纹，脉细数。

沈楚翘认为，皮肤病不外痒、痛、渗出（或脱屑）。病因不外风、湿、热（亦有虫、毒、瘀等）。病机多为风湿热邪郁于肌肤，气血运行受阻，肌肤失养而成。急性病变多属湿热，治以祛风清热利湿法；慢性病变多属燥，治以养血润燥法；临床表现偏于风者，症见泛发全身，游走不定，瘙痒颇剧，皮损多为丘疹风团，大多为干性，少渗出，或有脱屑。据此分析，本案痛、痒、渗出血珠、脱屑俱备，病机属阴虚血燥生风，治当养血润燥祛风。沈老又谓："肌肤病与内脏关系密切，一旦脏腑功能失调，气血运行不利，即可导致皮肤病。"因此，治疗应从整体出发，辨证论治，调理脏腑，若只着眼局部，多暂好转，不久又复发而加重。本病属阴虚血燥生风，此次加重乃复感外风，但时在夏季湿盛之际，治不忘湿，故应在养血润燥中参入益精血燥湿法，微用风药以佐之。处方如下：

生地15g，白芍10g，首乌15g，当归10g，胡麻仁15g，沙参30g，赤芍10g，丹皮15g，川芎3g，刺蒺10g，荆芥6g，僵蚕10g，防风6g，羌活3g，苍术10g，黄柏10g。

方选生地、白芍、首乌、当归、胡麻仁益精血以养肝肾，以沙参助之，即润燥养血息风，所谓，"治风先治血，血行风自灭"；赤芍、丹皮、川芎清热行血和血；刺蒺、麻仁息内风；少量荆、防、蚕、羌祛外风；二妙散治当令之湿。石寿棠指出，燥郁不行水而夹湿，湿郁不布精而化燥，故微佐风药以宣散湿郁之邪，与二妙散相得益彰。

服上方2剂，痒痛减轻1/3，仍遇热则痒，脉细，舌有裂纹，苔白薄。药既应手，守上方去荆芥、防风，加青蒿以透血分之热。又2剂，病减2/3，症见舌质淡，有裂纹，脉细，遇热亦不痒。宗上方，二妙散量减半，嘱服2剂。多年沉疴，幸而获愈。今春相遇，询及此病，亦未复发。

# 痢疾验案初剖

## （一）概述

痢疾是夏秋二季常见的传染病之一，主要表现以腹痛、里急后重、下痢赤白脓血为主症。一般可分为湿热痢、热毒痢、寒湿痢、噤口痢等，临床上以湿热痢多见。由于患者有老少之别，体质有强弱之殊，病证有兼夹之异等，所以即使同是湿热痢疾，亦应根据不同证候表现进行辨证施治，方可获效。

痢疾的形成主要因内外交感而发，湿热、疫毒、积滞、寒湿伤气伤血，致使肠道失常所致。一般邪伤正气则下白，伤血则下赤，气血兼伤则赤白杂下；邪壅肠道，气滞不行则痛，邪实下壅则里急后重。本病之病位虽在肠，但与胃密切相连，若湿热、疫毒上壅于胃，胃伤气逆可成噤口不食之噤口痢实证；若辨证不准、用药不当或治不及时则正气伤，可致久痢不愈，或成时作时止之休息痢，或胃虚气逆而成噤口不食之噤口痢虚证；甚或疫毒可直犯心脏，内闭心包，出现神昏窍闭等严重证候；阴精严重不足时，亦可致阴竭阳脱，濒于死亡之候。可见对痢疾的临床治疗方药进行整理，是有一定的实际意义的。

### （二）痢疾十三案

**案1 疫病内蕴，噤口恶痢**

伍某，女，59岁，洛带同安永胜五队，1978年10月23日初诊。

患者因"菌痢失水，酸中毒"收入住院。经输液和西药治疗3日，效微。昨晚腹泻无度，红多白少，污染衣被，伴腹痛，里急后重，手足麻木，心慌，额痛头昏，身疼痛无汗，小便灼热，2日未进颗粒，频频恶心，舌淡苔白滑微黄，脉细数。测体温37℃，大便常规：脓细胞（＋），红细胞（＋），吞噬细胞少许。

辨证：疫毒内蕴，噤口恶痢。

治法：清热除湿，解毒止呕，调气行血，辟秽化浊。

方药：（1）当归30g，白芍50g，银花炭40g，菊花炭40g，槟榔30g，莱菔子25g，木香10g，黄连8g，白头翁30g，吴茱萸6g，楂炭50g，苍术10g，陈皮10g，厚朴10g，粉葛15g，紫金锭3瓶。紫金锭每服4片，6小时1次，兑汤剂服。外用紫金锭10片，研细末，醋调敷天枢穴，保持湿润，干则涂之。

（2）生理盐水500mL加温，用手蘸水，拍打委中、曲池，青筋露起后，放血少许。

（3）每日补液约2000mL，持续3天。

10月26日二诊：患者诉恶寒、恶心、头身疼痛、手足麻木俱除，腹泻减为每日2次，脓血各半，腹仍绞痛，拒按，里急后重，肛灼腹热，可开口进食，唯头昏眼花，脉沉弦数，90

次/分，舌红苔黄滑。患者中毒之证缓解，腑实尤急。法当清热解毒，调气行血，佐以通腑。仍守前方，去吴萸、楂炭、苍术、陈皮、厚朴、当归、白芍、槟榔，剂量减半，并加黄芩、丹皮、大黄。

1剂后，腹泻增多，腹痛肛灼、里急后重缓解，饮食增加，舌红苔黄薄，脉弦数。大便常规：红细胞（＋），脓细胞（＋），吞噬细胞少许。守昨日方，去生大黄、黄芩、葛根、紫金锭，加丹参、苍术、陈皮、厚朴、吴茱萸、鸦胆子（去壳），桂圆肉40粒，每日3次。

又1剂后，诸症减半，食增，脉弦小数，舌红苔微黄，仍守方2剂。

10月30日三诊：诸症续减，大便常规（－），宗原方略为增损。10月31日痊愈出院，回家调理。

【按】本案属暑热疫毒蕴于结肠，夹秽浊上攻于胃，故见恶心、噤口等中毒现象，急投大剂调血凉血之归、芍、楂、翁，理气之香、槟、陈皮，清热解毒之银、菊、黄连，以及葛根之升，莱菔等之降，佐紫金锭解毒辟秽兼止呕通腑，委中、曲池放血以缓内闭之急。综合抢救，患者病情缓解，但结肠蕴毒尤剧，非下不能解结肠之秽毒。正如古人谓，恶痢当头下，故不谓年老体衰，背水一战，以希获胜。这是本病的转折点。当升降得调，腑气得通后，速去大黄、葛根、莱菔，加重扶正之归、芍调血，再加平胃散。因检查发现大便中脓细胞多，故加清热解毒治痢之鸦蛋子。药物对证，则此恶痢1周获愈。由此可见，临床上遇到正虚邪实且急之证，犹当驱邪为先，但必须中病即止。

### 案2　湿热内盛，噤口恶痢

刘某，女，63岁，龙泉乡反修八队，1978年11月15日初诊。

3 天前出现左下腹阵发性痉挛性疼痛，里急后重，脓血便频，每日 10～30 次，恶心呕吐，每日 10 余次，初吐食物残渣，继则痰唾混出，恶寒发热，疲乏无力，小便黄少。服氯霉素和输液等无效，收入住院。现症见：恶寒发热，腹痛腹胀难忍，里急后重，白多红少，肛门灼热，腹泻每日数十次，饮食不入，食则恶心，脉弦数，舌质红苔黄滑。体温 38℃，脉搏 84 次/分。大便常规：脓细胞（＋），红细胞（＋），吞噬细胞（＋）。

辨证：湿热内盛，噤口恶痢。

治法：清热解毒，凉血止痢，佐以燥湿。

方药：白头翁汤加减。白头翁 30g，黄连 10g，黄芩 10g，秦皮 10g，银花炭 40g，菊花炭 40g，白芍 20g，葛根 20g，鲜芦根 60g，木香 10g，苍术 10g，陈皮 10g，厚朴 10g，鲜马齿苋 100g，滑石 10g。莱菔汁每次 100mL，磨汁频服；紫金锭 3 瓶，每次 5 片，细末调醋，擦左天枢穴。

10 月 16 日二诊：诉腹泻减轻 2/3，腹痛、里急后重减轻 1/3，红多白少，小便增多，中午可进食，体温 36℃，大便常规示红细胞少许。守方减黄连 5g，加甘草 10g，1 剂。

10 月 17 日三诊：食增，腹泻，每日 8 次，脓血减少，仍赤多白少，腹痛减轻，肛门轻微突出，脉沉弦细小数，舌质红苔薄黄黏，体温 37℃。斯时，湿热势挫，气虚显露，理当益气调血，佐以清热解毒。

方药：太子参 30g，泡参 30g，白茅根 30g，秦皮 20g，赤芍 10g，银花炭 30g，菊花炭 30g，鲜马齿苋 60g，谷芽 30g。

10 月 18 日四诊：精神好转，可食稀粥，腹泻，每日 3 次，白多红少，大便常规示脓细胞（＋）。

方药：太子参30g，泡参30g，白茅根20g，白头翁20g，苍术10g，白术10g，当归10g，白芍10g，木香10g，鸡内金10g，楂肉20g，谷芽20g，麦芽20g，甘草3g。

10月19日五诊：诸症俱瘥，大便常规（－）。守方加减，回家调治。

【按】患者寒热、呕吐、滞下，3日未食，此乃湿热内盛，噤口恶痢之危证。先投大剂加减白头翁汤1剂，挫其病势；第2剂时减黄连加甘草，病情继续好转，但虚象已露，投益气清热解毒，虽然对证，但忽视了湿邪，故出现脓细胞增多；四诊予益气理气，调血除湿而愈。

### 案3　湿轻热重，气液两伤，噤口下痢

王某，男，10岁，山泉花果大队，1978年9月21日初诊。

昨日始腹泻，稀便8次，今晨腹痛加剧，里急后重，红多白少，每小时1~3次，两餐未食，食则恶心，口干不饮，心烦，自汗，舌红苔黄薄乏津，脉细数。大便常规：脓细胞（＋），红细胞（＋＋＋），吞噬细胞（＋）。

辨证：湿轻热重，气液两伤，噤口痢已成。

治法：益气生津，清热降逆。

方药：生脉散加味。太子参30g，麦冬10g，五味10g，石斛20g，银花炭30g，菊花炭30g，白头翁20g，粉葛15g，白芍30g，生地炭30g，鲜马齿苋60g，楂肉炭20g，竹茹15g。紫金锭2瓶，每服2片，细末兑汤剂服，每日4次。

9月23日二诊：上药2剂后，腹痛里急、脓血便、自汗、恶心均消失，饮食增加，舌微红，苔白薄而润，脉细弱，大便常规示脓细胞少许。仍以生脉散加味。

方药：太子参20g，麦冬10g，五味6g，白头翁10g，银

花 20g，蒲公英 20g，败酱 20g，谷芽 20g，山药 20g，扁豆 10g，甘草 3g。

9 月 25 日三诊：2 剂后，诸症愈，大便常规（－），蛔虫卵少许。予香砂六君子汤加花槟榔 30g，南瓜子 60g 善后。后经随访，恢复健康。

【按】此例患者为湿热结于肠胃，升降失调，气液两伤之噤口痢。投生脉散益气生津以扶正，佐生地、白芍、石斛、竹茹、白茅根等以增强养阴凉血、和胃降逆的功用，并以清热解毒止痢而获显效。

### 案 4　热毒疫痢，气营热盛

罗某，男，28 岁，工人，1978 年 11 月 18 日初诊。

患者泄泻、腹痛 2 天，服西药治疗无效，故来门诊就诊，以"痢疾"收入住院。现症：疲乏无力，心累，口干，腰胀，头昏，眼花，腹痛，泄泻黏液大便，赤多白少，1 日 10 余次，里急后重明显，脉弦数，舌质红苔黄微灰腻，体温 38.5℃。大便检查：脓细胞、红细胞、吞噬细胞少许。

辨证：痢疾（湿热型）。

治法：泄热止痢，运脾除湿。

方药：芍药汤合平胃散加减。白芍 20g，黄芩 12g，黄连 10g，槟榔 15g，大黄 15g（另包，兑服），木香 10g，肉桂 3g，当归 15g，甘草 5g，厚朴 10g，苍术 10g，陈皮 10g，银花炭 30g，菊花炭 30g，白头翁 30g，马齿苋 30g，粉葛 25g，芦根 30g。

11 月 19 日二诊：患者诉黏液便减少，每日 8～9 次，腹痛肠鸣，恶寒发热，体温 39℃，汗出，脉浮数，舌红苔黄粗。白头翁汤加味。

方药：白头翁 30g，黄连 12g，黄芩 12g，秦皮 12g，银花炭30g，白芍12g，木香12g，地榆12g，葛根25g，花粉30g，芦根30g，马齿苋40g，甘草3g，柴胡20g。

晚8点，仍高热，给予紫雪丹6瓶，每服2瓶，6小时1次。体温降至38℃，每服1瓶。

11月20日三诊：便前后腹痛严重，里急后重，脓血便，红多白少，食欲下降，口干喜饮糖水，舌红苔黄粗乏液，脉中沉，细弦数，体温37.5℃，大便常规：脓细胞（＋），红细胞（＋）。

方药：太子参30g，麦冬10g，花粉30g，芦根30g，白头翁30g，马齿苋50g，银花炭30g，白芍20g，当归15g，槟榔15g，莱菔子15g，木香10g，黄连3g，甘草10g。

11月21日四诊：昨晚至今共腹泻4次，仍腹胀痛，里急后重，便少带红色，饮食增加，精神稍好转，咳嗽，痰质稠，脉弦，舌红苔黄腻兼黑，大便常规示脓细胞少许。

方药：杏仁10g，前胡10g，水苇根10g，白茅根10g，白头翁20g，马齿苋15g，银花藤20g，苍术10g，陈皮10g，厚朴10g，花粉10g，葛根10g。

11月22日五诊：服上药后，大便正常，还有轻微咳嗽，舌正常，苔薄白，大便常规（－）。痢疾已愈，嘱其出院，服药善后。

处方：杏仁10g，前胡10g，云苓10g，陈皮10g，法夏10g，沙参20g，麦冬10g，大力10g，桔梗10g，射干10g，鱼腥草20g，甘草3g。

【按】本案为湿热内盛，投芍药汤合平胃散加减1剂，舌苔由黄腻转黄粗为湿开热化。二诊时气营邪盛，予白头翁汤加紫雪丹，热势大挫，而湿邪又增。四诊时舌苔黄腻而黑，投清热解毒，佐燥湿之平胃散，使黄黑苔化。五诊诸症俱愈，唯肺气受伤，肃降不利，予清补肺气而愈。

**案 5　湿热暴痢，腹痛难忍**

孟某，女，30 岁，五金厂工人，1978 年 8 月 17 日初诊。

今晨突感腹痛难忍，里急后重，泻脓血便，1 小时 3 次，红白相兼，肛门灼热，小便赤少，浑身无力，两餐未食，舌红苔黄厚，脉象濡数。大便常规：脓细胞（＋＋＋），红细胞（＋＋＋），白细胞（＋＋＋），吞噬细胞（＋）。本案湿热蕴蒸，下痢暴作，正邪交争，气血阻滞，故腹中疼痛；疫毒壅盛，肠道气血两伤，故脓血稠黏，日数十行；湿热下注于肠，故肛灼溲赤；舌红苔黄，脉濡数，皆为湿热蕴蒸之象。

辨证：湿热蕴蒸，疫毒壅盛。

治法：清热除湿，凉血止痢，佐以导滞。

方药：香连丸、平胃散合调胃承气汤化裁。苍术 10g，云朴 10g，陈皮 10g，白芍 50g，木香 10g，黄连 8g，白头翁 30g，生大黄 10g，芒硝 10g，蒲公英 30g，败酱草 30g，归尾 10g，赤芍 10g，红花 10g，槟榔 10g。

服上药 1 剂后，脓血、腹痛、肛灼、溲赤俱大减。守方去硝、黄、归、赤芍、红花，白芍减半，又 1 剂而愈。

【按】古人谓，恶痢当头下，故以硝、黄下之；平胃散运脾燥湿，使湿开热化；佐黄连、白头翁、蒲公英、败酱草以清热解毒；归、芍、红花行血；木香、槟榔调气，故获效。"行血则便脓自止，调气则后重自除"，这是前人的经验总结。

**案 6　湿热痢疾，治有得失**

罗某，男，38 岁，1978 年 6 月 21 日初诊。

3 日前出现腹痛，泻黏液便，里急后重，伴恶寒发热，服西药无效，前来就诊。诉心累头昏，口苦疲乏，泻下黏液，红多白少，无粪便，日泻 15 次，小便短赤，舌红，苔黄微灰腻，脉弦数，脉搏 96 次/分。大便常规：血黏便，脓细胞（＋），红细胞（＋），吞噬细胞少许。

辨证：湿热痢。

治法：运脾燥湿，泄热止痢。

方药：平胃散合芍药汤化裁。平胃散诸药各 10g，白芍 20g，生大黄 15g，木香 10g，肉桂 6g，当归 15g，黄芩 10g，黄连 10g，槟榔 10g，银花炭 30g，白头翁 30g，马齿苋 30g，粉葛 25g，芦根 30g。

6 月 19 日二诊：黏液便减，仍腹痛肠鸣，恶寒发热增剧，体温 39℃，舌红苔黄粗，脉浮数。予白头翁汤加银花炭 30g，白芍 12g，粉葛 25g，天花粉 30g，芦根 30g，马齿苋 40g，柴胡 20g，甘草 10g；紫雪丹 4 瓶，头次服 2 瓶，以后 5 小时服 1 瓶。

6 月 20 日三诊：食增，泄减，红多白少，里急后重尚明显，口干喜甜饮，舌红苔黄薄，粗而乏津，脉细弦数，脉搏 99 次/分，体温 37.5°C，大便常规：脓细胞（＋），红细胞（＋＋＋）。

方药：太子参 30g，麦冬 10g，天花粉 30g，芦根 30g，白头翁 30g，马齿苋 30g，银花炭 30g，白芍 20g，当归 10g，槟榔 15g，莱菔 15g，木香 10g，黄连 3g，甘草 10g。

6 月 21 日四诊：患者精神明显好转，食欲增加，微有里急后重，复增咳嗽，痰多稀白，舌淡苔黄中微黑，脉小数，脉搏 82 次/分，大便常规示脓细胞少许。

方药：杏仁 10g，前胡 10g，水苇根 20g，白茅根 10g，白头翁 20g，马齿苋 30g，银花藤 20g，苍术 10g，陈皮 10g，厚朴 10g，天花粉 10g，葛根 15g。

6 月 22 日五诊：1 剂后，诸症愈，舌质正常，苔白薄，脉缓，大便常规示少许蛔虫卵。

【按】本案为湿热痢，红多者当以热重型论治，治以清热燥湿，热泄湿清其痢自止。一诊误用平胃散，故有高热、苔黄粗之变。二诊治以清热凉血生津，解毒止痢，药已对证，故四诊得以明显好转。由此可见，治痢切当分清湿热之轻重，分别采用燥湿、泄热之法，配以解毒导滞、益气、生津之品而治之。

### 案7　表证正盛，里证复急，脓血频作

赖某，女，44岁，龙泉三居委，1978年9月20日初诊。

患腹泻、脓血便8天，日10余次，服中西药效微。昨日加重，日泻20余次，纯红白冻，无粪便，腹痛，里急后重，肛灼，头身疼痛，恶寒无汗，脉浮紧，舌体胖大，色淡，苔白薄。大便常规：脓细胞（＋），红细胞（＋），吞噬细胞（＋）。

辨证：暑湿风寒杂感，表证正盛，里证复急，腹内不和而滞下。

治法：活人败毒散。党参20g，桔梗10g，川芎10g，茯苓10g，枳壳10g，前胡10g，羌活10g，独活10g，柴胡10g，苍术10g，云朴10g，槟榔10g，白芍30g，归尾10g，黄连6g，吴茱萸3g。紫金锭3瓶，每服4片，每日3次。

服上药1剂后，腹痛、恶寒、身痛大减，滞下增多，每日30余次，舌淡苔白。大便常规：脓细胞（＋），红细胞（＋），吞噬细胞（＋）。斯时表证去，里证急，法当治里为主。

方药：苍术10g，陈皮10g，云朴10g，黄连6g，木香10g，吴茱萸10g，白头翁40g，槟榔50g，枳壳10g，黑芥穗20g，粉葛30g，银花炭30g，菊花炭30g，蒲公英30g，紫金锭

3 瓶。紫金锭每服 3 片，兑汤剂服。

上药服 2 剂后，滞下减，每日 2～3 次，大便稀，色黄，腹痛减，唯腰痛，纳差，脉左弦右缓，舌淡，苔薄黄。大便常规：红、白细胞各少许，蛔虫卵（＋）。仍予平胃散、香连丸加党参、白术、柴胡、楂肉、白头翁、槟榔、银花炭、菊花炭、吴茱萸，小其制，2 剂而愈。

【按】此例为暑湿风寒杂感，投逆流挽舟法之活人败毒散，表证悉减，里证复盛，予平胃散、香连丸、左金丸，加大剂银花炭、菊花炭、蒲公英、白头翁以清热解毒止痢，复投大剂槟榔以荡涤肠滞获显效。前后 5 天，诸症皆愈。

### 案 8　湿热痢疾，里滞兼表

曾某，女，33 岁，工人，1978 年 11 月 15 日初诊。

3 日前上午，患者出现腹部疼痛，腹痛即便，日 10 余次，呈黏液血便，里急后重，伴畏寒，发热，全身酸软，食减，服中药和痢特灵无效。今来门诊求治，以"痢疾"收入住院。患者除上述症状外，尚有肛门灼热，小便短少而黄，舌淡红，苔白而润，脉弦缓。大便常规：脓细胞（＋），红细胞（＋），吞噬细胞（＋）。

辨证：湿热痢疾，里滞兼表。

治法：泄热利湿，调气活血，佐以解表通腑。

方药：芍药汤加减。白芍 20g，黄连 8g，酒军 10g，槟榔 10g，木香 10g，当归 10g，银花炭 30g，菊花炭 30g，陈皮 10g，厚朴 10g，莱菔 20g，滑石 15g，苍术 10g，白头翁 30g，马齿苋 30g。紫金锭 3 瓶，每服 4 片，每日 4 次。

11 月 16 日二诊：病无增损，上方去木香、莱菔、滑石、槟榔、银花炭、菊花炭，加葛根、花粉、枳壳、甘草、黄连各 6g，酒军易生军 15g。

11月17日三诊：腹痛减半，腹泻每日1次，脉弦缓，舌淡苔白薄，大便常规无异常。药已奏效，原方去大黄、黄连、花粉，加谷芽、鸡内金。

11月18日四诊：服药后诸症消失，唯感胃脘疼痛，放射至背部，纳差，脉弦缓，舌淡苔白薄。予逍遥散加香附、青皮、吴茱萸、陈皮、木香。

【按】本病为感受湿热，邪滞肠胃，气机不畅，故见腹痛、泻黏液血便、里急后重，以及兼夹表邪等症，证属痢疾中的湿热型，以清热解毒化湿，佐以调气行血导滞而立法，治以芍药汤加减而获效。

### 案9 外感、经潮、滞下点滴

李某，女，22岁，平安天平四队，1978年11月10日初诊。

昨晨早起，腹泻频频，泻前腹痛，里急后重，每次几滴，红白相兼，小便短少，恶寒发热，项部疼痛，食欲全无，口干饮热少量，月经提前，已潮3日，经当地注射青、链、氯霉素等，疗效不佳，今来门诊求治，以"菌痢"收住院。诊见舌淡，齿痕，苔白中微黄粗，脉弦数。体温38℃，大便常规：红细胞（＋），白细胞（＋），脓细胞（＋＋），吞噬细胞（＋）。

辨证：外感、经潮、湿热痢疾。

治法：解表和里，理气调血，佐以通腑。

方药：荆芥20g，柴胡10g，葛根20g，当归30g，白芍30g，银花炭30g，菊花炭30g，黄连15g，黄芩10g，白头翁40g，木香10g，酒军15g（另包兑服），花粉30g，枳壳10g，槟榔10g，莱菔10g，滑石20g。

11月11日二诊：患者诉腹痛减轻2/3，今上午腹泻5次，脓血便, 量多 1 倍, 小便增多, 经血减少, 午食 1 两, 脉数, 舌淡有齿痕, 苔白粗润。守方去荆芥、柴胡、军、滑石, 加生脉散、坤草。

11 月 12 日三诊: 腹泻每日 3 ~ 4 次, 经血净, 脉缓, 舌淡有齿痕, 苔白粗, 中厚腻。守方去坤草、黄连, 加苍术、云朴。

11 月 13 日四诊: 诸症明显好转, 食增, 大便常规示脓球少许。守上方随症如减服 2 剂, 11 月 16 日再查大便常规 (－)。痊愈出院。

【按】本案为湿热痢疾, 伴外感、经潮, 予解表调经、活血行气、通腑而效著。治疗后现脉数、苔粗, 此乃气阴复伤, 去荆芥、柴、军、滑, 并加生脉散、坤草。治疗后则经净, 气液复, 但苔白厚为湿盛, 故加苍术燥湿, 厚朴行气, 则诸症大减, 经调治而愈。

### 案 10 中气不足 红多白少

曹某, 女, 43 岁, 店员, 1978 年 11 月 2 日初诊。

患者于昨日感腹胀痛, 肛门坠胀, 里急后重, 今晨解稀大便 2 次, 带脓血, 并里急后重明显, 肛门灼热, 小便频数灼热, 食欲不振, 门诊以"菌痢"收入住院。除上症外, 观其舌淡边现齿痕, 苔白润, 脉弦小数。大便常规: 黏液血便, 脓细胞 (＋＋), 红细胞 (＋＋＋), 吞噬细胞 (＋)。

辨证: 湿热困脾, 气血失调。

治法: 运脾燥湿, 调气行血, 佐以清热。

方药: 平胃散合芍药汤加减。苍术 10g, 陈皮 10g, 厚朴 10g, 当归炭 15g, 白芍 20g, 木香 10g, 槟榔 10g, 银花炭 30g, 菊花炭 30g, 白头翁 30g, 甘草 10g。紫金锭 2 瓶, 每服 3 片, 每日 4 次。

11月3日二诊：诉昨日下午和晚上腹泻7次，仍带脓血和黏涎，里急后重减轻，便后汗出，头昏，心累，小便淋漓不尽，复加外感，头、侧身痛，脉细弦数，舌淡苔白。

方药：当归30g，白芍30g，黄芪20g，槟榔6g，枳壳6g，木香6g，莱菔3g，滑石10g，白头翁20g，丹参10g，荆芥10g，党参20g，银花炭20g，菊花炭20g，2剂。

11月4日三诊：服药后里急后重减半，小便正常，大便7次，赤多白少，带黏液，便前腹痛，外感瘥，心慌好转，舌淡苔白润，边有齿痕，脉细弦数。大便常规：脓细胞（＋＋＋），红细胞（＋＋），仍见吞噬细胞。

方药：党参30g，黄芪20g，当归30g，白芍30g，麦冬15g，五味10g，枳实5g，木香6g，白头翁20g，银花炭20g，菊花炭20g，苍术10g，白术10g，鸡内金10g，楂肉炭30g，柴胡6g。

11月6日四诊：服药后食增，大便溏，无脓血，腹微痛，便后坠胀，痔疮突出，脉缓，舌淡苔白润。大便常规：红细胞少许，脓细胞（＋＋）。

方药：当归30g，白芍30g，党参30g，黄芪30g，槟榔3g，枳壳3g，木香4g，莱菔3g，白头翁20g，丹参20g，无花果30g，银花炭20g，菊花炭20g，麦冬10g，五味10g。

11月8日五诊：服药后食增，大便1次，有欲登圊而不得之感，便前腹部隐痛，昨晚感发热，微微汗出，大便常规无异常，守上方去枳壳、槟榔、莱菔。嘱其出院回家煎服，以善其后。

【按】患者素有中气不足，痔疮出血，气血不足。偶因饮食不善诱发为痢，初以平胃、芍药汤治疗无效；复诊则气虚显露，始终抓住气虚这一病机，仿补中益气汤加减，随症佐以清热解毒除湿，理气调血而愈。

### 案11 气虚下痢，湿重热轻

郑某，男，51岁，龙中教师，1979年2月26日初诊。

患者3天前开始腹泻，服氯霉素而腹泻止。今晨感腹痛，腹胀，里急后重，初泻水样便，继而黏涎多于粪便，每小时2次，手足及背心冷，头侧胀，小便短少，黄而灼热，食欲减半，口喜热饮，自觉短气嗜睡，舌正苔白薄滑，脉象弦数。大便常规：血性水样便，红细胞（++++），脓细胞（++），吞噬细胞（++）。

辨证：气虚夹湿热，湿重于热。

治法：益气除湿清热，佐以调气活血。

方药：平胃散合芍药汤加减。党参30g，苍术10g，陈皮10g，厚朴10g，白芍40g，黄连6g，黄芩10g，槟榔20g，木香10g，归尾6g，银花炭30g，菊花炭30g，荆芥炭25g，白头翁30g，吴茱萸5g，莱菔20g。紫金锭4瓶，每服4片，兑汤剂服，每日4次。

上药1剂后，诸症大减，饮食增加，唯感腹胀，心累，叹息，脉浮无力，舌尖红舌质淡，苔白薄。大便常规：红细胞（+++），脓细胞（+），吞噬细胞（+）。综上病情，此时的主要矛盾为气血不足，余邪未尽，法当益气补血，佐以活血祛瘀治痢之药。

方药：黄芪30g，党参30g，白术10g，当归10g，升麻10g，柴胡10g，陈皮10g，白头翁30g，丹参10g，无花果30g，甘草3g，大枣10g，生姜5片。

服上方2剂，诸症俱瘥，大便常规示蛔虫卵（+++）。给予补中益气丸，每次6g；以鲜马齿苋60g，鲜白萝卜100g绞汁冲服，以善其后。

【按】患者初病即现短气、嗜睡等气虚之象，复诊时气虚更为突出。治疗时始终抓住这一病机，予扶正祛邪同进，前后5天而治愈。

### 案12　虚汗下痢，脓血频作

温某，男，7个月，红星六队，1978年10月16日初诊。

腹痛、脓血便2个月，素患脾虚惊泄，昨腹痛，脓血便增至每日10多次，今日脓血增多，每小时2~3次，轻微咳嗽，痰滞喉中，不饮不食，指纹紫滞，舌淡苔白。大便常规：脓细胞（++++），红细胞（++），吞噬细胞（+）。

辨证：脾虚寒湿痢疾。

治法：运脾燥湿，佐以益气，清热止痢。

方药：加味平胃散。苍术3g，陈皮3g，云朴3g，吴茱萸2g，木香3g，泡参10g，黄连10g，白芍10g，槟榔5g，银花炭10g，菊花炭10g，白头翁10g。紫金锭1瓶，每服半片，细末兑汤剂服，每日4次。

10月17日二诊：服1剂后，饮食如常，每日泻稀便2次，无脓血。大便常规：脓细胞（+），红细胞少许。予益气镇惊散化裁。

方药：党参5g，茯苓4g，白术4g，砂仁3g，朱砂1g，白头翁6g，白芍5g，苍术4g，甘草1g。

10月18日三诊：1剂后诸症愈，大便常规（-），唯面白体弱，便稀，纹紫，苔白润。予参苓白术散调治半月而体健。

【按】患儿年仅7个月，素脾虚惊泄，复因饮食不洁而患痢。初以运脾除湿，佐益气清热止痢，其病减半；再予益脾镇惊加白头翁，诸症愈；后予参苓白术散调理而康复。

### 案13　脾虚痢疾，脓血频频

万某，男，1岁4个月，旭光厂，1978年9月19日初诊。

素体脾虚,消化不良,时泻青便。今晨啼哭烦躁,脓血便频,白多红少,每小时 2 次,小便黄少,面白神倦,两眼微陷,睡中发惊,舌淡苔白润,纹色淡紫。大便常规:脓细胞(+++),红细胞、吞噬细胞各少许。

辨证:脾虚痢。

治法:益脾除湿,佐以清热止痢。

方药:益脾镇惊汤合平胃散加减。党参 5g,茯苓 4g,白术 4g,苍术 3g,砂仁 2g,钩藤 5g,朱砂 1g(冲服),败酱草 5g,银花炭 5g,菊花炭 5g,粉葛 5g,马齿苋 8g,白头翁 5g,甘草 1g。

9 月 20 日二诊:服上方 1 剂后,精神好转,饮食增加,小便清长,大便增多,白冻减少,大便常规示脓细胞(+)。守方去粉葛、白头翁、败酱草。

9 月 21 日三诊:又 1 剂诸症愈,大便常规示脂肪球少许。予参苓白术散加楂曲、鸡内金、鸡矢藤 3 剂以调理脾胃。1 月后随访,恢复健康。

【按】痢疾一证,首分虚实。该例患儿素体脾虚惊泄,由于饮食不洁,复感菌痢,拟益脾镇惊汤扶正,平胃散运脾除湿以治本,佐败酱草、银菊、粉葛、马齿苋、白头翁以治痢,终以参苓白术散调治而康复。

### (三)临床体会与心得

#### 1. 主要症状

(1)赤白冻:陈修园谓:"湿热伤,赤白痢。热胜湿,赤痢溃。湿胜热,白痢坠。"其自注谓:"热胜于湿,则伤胃之血分而为赤痢……湿胜于热,则伤胃之气分而为白痢,赤白相半则为气血两伤。"再述治法:"芍药汤,热胜饵;平胃加,寒湿试。"余临床,谨遵其旨,白冻多以平胃散为主。赤冻多以秦、连为主以苦寒清热燥湿，酌用大黄、丹皮涤胃肠结滞，佐丹皮以助活血祛瘀，楂肉炭 30~50g 以止血，银、菊、白头翁疏风清热、凉血解毒，其炭用亦可止血。若血虚体弱，归、芍重用 30~50g；若有红多白少，舌红，苔黄腻或腐或粗，津液不足，亦须用苍术，并根据病情酌加花粉、芦根、石斛等，因苍术与当归合用，刚柔相制，且有导湿外出之效。

（2）里急后重："调气则后重自除"，故用木香、枳壳、槟榔、厚朴、陈皮、莱菔或其汁，酌选二三味即可。

（3）腹痛：多由于湿热疫毒、食滞蕴于肠道，蕴结熏蒸，腐蚀肠膜，阻滞气机，不通则痛。治以清热除湿，调气导滞。如腹绞痛者用紫金锭 5~8 片，研细末，用醋或酒调敷于天枢穴，有立竿见影之效，但须保持湿润，干则易病，坚持 1 日，其痛全止。

**2. 治疗体会**

（1）表证正盛，里证复急，腹不合而滞下，以活人败毒饮主之，余屡试屡验。

（2）表证的恶寒发热与中毒出现的恶寒发热应当鉴别。

表证的恶寒发热，兼见头身疼痛，脉浮，苔白滑或黄滑，鼻塞流涕之象，治法仿活人败毒饮灵活应用。

中毒的恶寒发热由于湿热疫毒蕴结肠胃，充斥三焦，卫郁不宣而致，甚兼脚手麻木。此证需大剂清热解毒，佐活血理气、导滞，兼施外治法（用生理盐水加温，拍曲池、委中至青筋起时，用三棱针放血以泻其毒）。

（3）湿热秽浊壅滞，闭证初露，症见欲吐不得，欲泻不能（或点滴不畅），腹痛难忍时，急投芳香化浊，调和升降。以大剂紫金锭（4~5 片）内服、外敷，佐清热解毒、理气导滞、通腑之剂以抢救，外治法详见上条。

（4）气阴两伤者，生脉散主之，随症酌加清热燥湿、理气调血之药；脾胃虚弱者，以四君子汤酌情加味；阳虚者，酌加附片。

（5）气血两燔者，除大剂清热凉血化湿外，加紫雪丹挫其热势，每服2瓶，4小时1次。每服药前须测量体温，39℃以下者服1瓶，37℃以下者停服。

（6）若高热神昏、抽搐等内陷心包者，急投紫雪丹、神犀丹以清热开窍，镇痉息风，汤药随之。若胃肠热盛，肛门灼热疼痛，且体质壮实者，可用牛黄承气汤。

（7）症见面色苍白，四肢不温，大汗淋漓，舌红少津，脉微细或伏，是血为毒滞，气为血阻，阴液欲竭，元阳将脱之险证，急用参附汤合生脉散回阳固脱，养阴益气。

（8）失水而能饮者，急投生脉饮煎汤兑鲜汁饮（鲜莱菔或莱菔秧、鲜芦竹根、鲜荷叶、鲜黄瓜或根叶捣汁），频频饮之。失水严重又口噤者，用紫金锭磨汁，鼻饲注入，再以生脉饮、鲜汁饮频频注入。

最后三条除积极抢救外，必要时中西医结合，才不至耽误病情。


# 湿热入营，肝风内动验案


魏某，男，82岁，灵泉路12号，1984年3月10日初诊。

患者素体阴虚，昨日头晕，摇摆不自主，连续跌倒数次，不能自起，两手震颤不能握物。前几日左下肢瘙痒，抓破后感染化脓之处约5cm×7cm，舌光如镜，脉濡数。

辨证：肝肾阴虚，肝风内动。

治法：滋阴潜阳，平肝息风，佐清热解毒。

方药：白芍 20g，生地 15g，鳖甲 10g，牡蛎 30g，云冬 15g，僵蚕 10g，石斛 20g，石决明 30g，黄柏 10g，银花 30g，蒲公英 20g。

3月12日二诊：病情不减，舌光如镜，扪之黏手，脉仍细数。诊后沉思良久，忽悟已故老中医刘德三善用当归、苍术治湿热入营，故上方加当归 10g，苍术 10g 治之。

3月14日三诊：1 剂后，步行来诊，诸症大减，诊见舌红生津，根部少许白苔，脉细小数。守方，苍术加至 30g，加法夏 6g。又 2 剂，诸症痊愈，唯下肢溃疡好转而未痊愈。

【按】本案治疗，似很平常，实有奥妙之处。因患者素体阴虚夹湿，滋阴则湿剧，除湿则伤阴。妙在复诊时加苍术、当归，引术入营，透湿外出，热减津回。

# 肝胆脾胃病验案

### 案1　肝乘脾虚，胃脘疼痛

谢某，男，30 岁，农民，龙泉驿区同安山口五队，1982 年 11 月 30 日初诊。

胃痛 2 年多，经中西药治疗，反复难愈，近来右肋下时隐痛，喜热，喜按，伴呃逆泛酸，吐清水，动则心累气短，食差，便和，舌尖红根部苔白腻，脉细。

辨证：中焦虚寒，肝乘脾虚，胃脘疼痛。

治则：温中补虚，柔肝缓急，佐以制酸。

方药：黄芪建中汤加味。黄芪 20g，桂枝 10g，白芍 20g，黄连 10g，吴茱萸 5g，红豆蔻 10g，陈皮 10g，法夏 10g，大枣

10g，生姜 3 片，饴糖 30g。

12 月 1 日二诊：疼痛、泛酸俱止，食差，喜热饮，大便燥结，舌淡苔白，脉细弱，大便常规示隐血（＋＋＋＋）。综上脉症，此为脾气虚寒，脾失统摄之权，不能统血，则胃出血顺肠而下，故大便隐血。喜热、舌淡苔白、脉细无力、食差等症，俱中焦虚寒之象。寒凝气滞故便结。法当温中健脾，益阴止血，佐以柔肝。拟黄土汤合黄芪建中汤化裁。

方药：生地 15g，白术 10g，附片 10g（另包先煎），阿胶10g（烊服），黄连 3g，桂枝 10g，白芍 20g，黄芪 20g，红豆蔻 10g，甘草 5g，大枣 10g，生姜（拍烂）1 小块，饴糖 30g，灶心土 120g。取灶心土浸水搅混澄清（水约 1000mL），用上清水煨药，文火煨 1 小时，连煨 2 次，取汁约 800mL，每服100mL，日服 4 次。

溃疡粉：白及大黄粉各 32g，每次 4g，兑汤服用。

12 月 3 日三诊：2 剂后隐血（－），诸症平，后予黄芪建中汤、香砂六君子汤善后。前后共服药 8 剂，诸症瘥。

【按】溃疡粉是余自制方，与郫县中医谢石方之及黄散（白及 1.5g，大黄 0.3g）不谋而合，只是在剂量上不同。经20 余例临床验证，及黄散疗效高于溃疡散，前者大便隐血转阴时间平均 2 天，后者 3 天，其止血效果是任何止血药所不及的。

### 案 2　肝风脾湿，眩晕呕吐

刘某，女，68 岁，龙泉镇，1985 年 12 月 12 日初诊。

昨晨小便后上床突然出现头重眩晕，动则呕吐频作，初吐清水和痰涎，继吐胆汁，经医务室诊断为美尼尔氏综合征。服镇静药无效，求治于中医。诊见：形体丰满肥胖，舌淡有齿痕，脉弦缓。

辨证：肝胃不和，脾虚不运，肝风脾湿，胃气上逆。

治法：温中降逆，健脾除湿，化痰息风。

方药：吴茱萸汤合半夏白术天麻汤化裁。党参20g，吴茱萸10g，茯苓10g，陈皮10g，法夏10g，白术10g，天麻10g，枳壳10g，砂仁10g（冲，后下），大枣10g，生姜10g。

12月14日二诊：患者步行来诊，诉服药1剂后，吐止，晕瘥，只是疲乏无力，口淡食差，动则心累气短。予香砂六君子汤加天麻，2剂，加以饮食调理而愈。

【按】因脾虚不运，聚湿为痰，肝失所养，虚风内作，夹痰上逆，故头晕头重；肝气横逆犯胃，胃虚不纳致呕吐频作。予吴茱萸汤合半夏白术天麻汤以调和肝脾，祛风化痰，使眩晕、呕吐得到制止，肝脾功能恢复正常而病告痊愈。

### 案3 表里同病，吐泻并作

周某，女，50岁，1979年2月21日初诊。

2月19日午后，突感头痛，恶寒发热，服痢特灵、黄连素无效。昨晚复见恶心，呕吐痰涎夹泡沫，腹绞痛，里急后重，泻稀涎黏液便1小时1次，小便少，口苦，脉沉细，舌红苔黄薄。大便常规：脓细胞（+++），红细胞少许。

辨证：湿热蕴结中焦，升降失调。

治法：燥湿运脾，佐以苦寒以调升降。

方药：平胃散合葛根芩连汤加味。苍术10g，陈皮10g，厚朴10g，桂枝10g，茯苓10g，黄连6g，黄芩10g，白头翁10g，泽泻10g，银花30g，桔梗10g，前胡10g，粉葛15g。紫金锭1瓶，每服3片，兑汤剂服。

2月22日二诊：吐止，泄泻减2/3，微恶风寒，心累，心悸，气短乏力，舌尖红，苔灰滑。大便常规：脓细胞少许。证属湿热未尽，中气已伤，予燥湿扶正，调和脾胃而愈。

【按】患者因外感风寒，内蕴湿热，升降失调，致肺气不宣，胃肠功能紊乱。首以平胃散合葛根芩连汤化裁，表里双解，清热解毒燥湿并施，稍佐宣肺；紫金锭对湿热遏郁，酝酿成毒，夹脓细胞之泄泻，有很好的治疗效果，故 1 剂病减大半。后以调脾开胃固肠而收功。

### 案 4　阴寒腹痛，大便不通

李某，男，57 岁，长柏九队，1984 年 3 月 30 日初诊。

小便疼痛，大便不通 5 日，在医疗点服中西药及注射止痛针无效，并逐日加剧，伴食欲不振，5 天约食 3 两。今上午小腹疼痛加剧，蔓延脐周两侧和上部，放射到两肋，数入厕而不便，坐卧不安，小便微黄，表情痛苦，烦躁不安，脐周拒按，双膝以下冷，舌淡，苔白薄粗而乏津，扪之不温，脉沉细而迟。

辨证：阴寒腹痛，大便不通。

治法：温阳健脾，温下寒积。

方药：千金温脾汤加味。党参 40g，附片 10g，干姜 6g，当归 10g，砂仁 10g，广台乌 10g，皮硝 10g（冲服），生军 10g（泡开水兑服），甘草 3g。

服上药 2 小时后疼痛立止，4 小时后下肢转温，安睡一夜。3 月 31 日晨食稀饭 1 碗，后大便 1 次，先溏便，次燥粪数枚，中午食干饭 1 大碗，自觉诸症消失，诊脉细缓，舌淡白润湿。予温中调补，益气血之剂。

方药：党参 20g，黄芪 20g，当归 10g，砂仁 10g，谷芽 20g，广台乌 10g，甘草 3g，大枣 10g，生姜 1 芽。

【按】便秘与腹痛的治疗，当分寒热虚实。患者脉迟舌冷，属寒；腹痛拒按，属实。投温阳导滞之千金温脾汤 1 剂，即便通、痛止，后予当归补血汤佐以温中、调补气血而愈。

### 案5 脾阴久虚,泻下如酱

周某,男,9岁,平安乡团结七队。

辛酉年孟秋,突发高热、腹泻。1天后,大便便血,经治无效,急来我院门诊求治,诊为出血性肠炎,收住院治疗。患者月余曾2次输血,长期输液近半月,饮食极差,日食不到1两,体温38℃~39℃,大便常规示红细胞(+++)或(++++)。今病势危急,邀余会诊。视其两眼无神,疲惫不堪,面白颧红唇红,津液乏,烦躁,形体极度消瘦,俨似老头,视其大便,稠黏如酱,小便少而黄,舌体瘦小,干红无苔,切其六脉皆细数无力。

辨证:唐容川谓:"脾阳不足,水谷固不能化,脾阴不足,水谷仍不化也。譬如釜中煮饭,釜低无火固不熟,釜中无水亦不熟也。"此儿脾阴不足,失于濡养,则纳食必呆;化源亏乏,精微不布,则倦怠无力,形体消瘦;营阴不足,虚热内生,故身热,烦躁;阴津亏乏,故渴不欲饮,舌红少苔,六脉细数;脾虚不能摄血,则便血不止。缪仲淳谓:"胃气弱则不能纳,脾阴亏则不能消,世人徒知香燥温补之法也。"正确之治,则当选"酸甘化阴法"。

治法:酸甘化阴。

方药:人参乌梅汤加味。潞党参20g,乌梅15g,木瓜10g,白芍10g,麦冬10g,莲米10g,扁豆10g,甘草3g,石斛12g。水800mL文火煨至300mL,连煨2次,得药600mL,每服100mL,4小时1次。

2剂后,诸症减1/3,每顿能吃稀饭2两,大便常规示红细胞(+)。仍宗原方略为增损,经治旬余,诸症减3/4。出院调治近月余,体健如初。

【按】患儿初为脾阴暴损,不能运化水谷精微、统摄血液而发病。本案抓住脾阴亏损这一病机，处以酸甘化阴之法，故能获效。

### 案 6　食荤腹泻，缠绵三载

游某，男，50 岁，平安三口大队一小队，1979 年 8 月中旬初诊。

3 年前患感冒、腹泻，服痢特灵后腹泻止。后每食猪肉或炒菜油多必腹泻二三日，初稀便，后泡沫，色淡量多，气味臭，泡沫漂浮于水上。就医 20 余人，服中西药 100 余剂无效。今来求治。诊见：形体消瘦，精神疲乏，舌正常，苔薄，脉缓无力。按脾虚清阳不升治，服升阳益胃汤而愈。半月后，食鹅肉，腹泻又作，每日 10 次，污衣湿裤，疲乏不堪，小便清长，脉细无力，舌嫩有瘀点。投芪红五通汤，3 剂而愈。

方药：黄芪 50g，红花 6g，香通 10g，血通 10g，淮木通 10g，木通 10g，通花根 30g，郁金 10g，柴胡 10g。

【按】食荤腹泻，临床常见，病虽不重，治疗颇为辣手。经多年临床发现，用钱杰之芪红五通汤随症加减医治多例食荤腹泻，疗效显著。从方药来讲，黄芪为君，甘温补脾升阳；柴胡疏肝解郁，升提阳气；郁金配红花活血去瘀以扩胆道，使胆汁畅通则脂肪易化；五通调气血而荤泄可治。

### 案 7　土虚木乘，腹泻十年

秦某，男，48 岁，区委宿舍，1981 年仲冬初诊。

腹泻 10 年，经省市区各级医院多次住院治疗，至今未愈。每天腹泻七八次，便溏，时有黏涎，多次复查粪便均有脓球少许，余无不适。见患者身高一米有八，骨骼粗壮，神志无异，面色微暗黄，舌淡有齿痕，苔薄腻，脉弦缓。予胃苓汤加左金丸、四逆散。2 剂后，日泻三四次，反疲乏困倦，予理中汤、平胃散加巴戟、羊藿、吴茱萸、肉桂、胡椒、禹余粮。服 3 剂病无增损，考虑患者长期大便有脓细胞存在，再予平胃散加红藤、败酱草、白头翁，服 3 剂大便成形，再 2 剂则停滞不前。见患者面色由暗转淡黄，舌淡脉细缓。拟参苓白术散数剂后，大便仍时溏，时成形，大便中脓细胞（＋），腹泻每日二三次。如此反复治疗 4 个多月，疗效也不理想。正在难为之时，忽忆《新中医》1982 年第 2 期载有《升阳益胃汤治慢性腹泻的启发》一文，不妨一试。

方药：党参 20g，白术 15g，黄芪 20g，黄连 5g，法夏10g，陈皮 10g，茯苓 10g，泽泻 10g，防风 6g，羌活 5g，独活5g，柴胡 5g，白芍 10g，甘草 3g，大枣 10g，生姜 3 片。

服 1 剂后大便成形，每日 1 次，大便中无脓细胞。效方再进，去黄连，减茯苓为 8g，防风、羌活、独活、柴胡各 3g，又 4 剂，诸症消失，至今未复发。

【按】该患者脾虚表现不显著，仅舌淡，脉细，面黄，无虚证可凭。初予调和肝脾，燥湿利湿；中予理中益肾，燥湿解毒；末予补气健脾，升清降浊，俱未获效。最后予升阳益胃汤5 剂而治愈 10 年之痼疾。细究其方，风药是关键，后治同类患者，去风药则效果差，或无效，加风药则效著。如有外邪可加重风药分量，亦可表里双解。

# 鼓胀验案浅析

鼓胀一病以腹大如鼓，皮色苍黄，脉络暴露为其主要特征。此病虽不属常见病、多发病，但于临床之中亦不鲜见。现将余治疗此病的典型验案加以简析，以更好地为临床实践服务。

### 案 1 肝肾阴虚，腹大如箕

郑某，女，48 岁，天灯一队，1983 年 2 月 18 日初诊。

反复脚肿 2 年多，近半年病情加重，且伴腹肿，经区医院检查诊断为肝硬化腹水。2 年来经中西医门诊和住院治疗，效甚微。现腹大如箕，胀痛难堪，不能平卧，腹围 90cm，双下肢肿胀，按之凹陷，尿少，夜间特甚，腰胀，耳鸣，咳嗽痰少，形体消瘦，面色苍白，舌体瘦瘪，质嫩红，无苔，脉细。

辨证：肝肾阴虚。

治法：育阴利水，活血化瘀。

方药：一贯煎加减。生地 15g，枸杞 10g，当归 10g，金铃子 10g，沙参 30g，麦冬 20g，椒目 15g，大腹皮 3g，茯苓 15g，水皂角 10g，石斛 20g，谷芽 20g，肉桂 3g（细末冲服）。嘱忌盐。

2 剂后患者出现畏寒、腹胀、便溏，守方加附片 5g，海金沙 15g，砂仁 5g（细末冲服）。2 剂后仍畏寒、腹胀、耳鸣、便秘、溲少、腰酸、舌偏红、苔白滑、腰围未减，斯时也，阴损及阳，"善补阴者，必于阳中求阴"，故予滋阴扶阳法，佐以行气利水。

方药：熟地 30g，白芍 15g，泽泻 10g，附片 8g，牛膝 10g，沉香 5g（细末冲服），茯苓皮 15g，椒目 12g，木通 10g，冬瓜皮 30g，海金沙 15g，车前仁 10g，白术 10g。

数剂后，腹胀、水肿减，尿增多如常，仍畏寒，耳鸣，脚软，腰胀，舌嫩红，苔白薄滑，脉细，腹围 83cm。黄疸指数：8 单位。凡登白试验：直接反应弱阳性。胆红素 15μmol/L，白蛋白 29g/L，球蛋白 46g/L，总蛋白 75g，谷丙转氨酶正常。患者症状虽好转，仍不容乐观，因白球蛋白比例倒置，治须谨慎。守方加龟甲 10g，茵陈 15g，服 5 剂。腹肿胀消，唯动甚则朝消暮肿，时而鼻衄，予育阴潜阳利水，汤丸并进。

方药：熟地 15g，枣皮 10g，枸杞 10g，丹皮 10g，茯苓皮15g，白芍 10g，泡参 20g，麦冬 10g，牛膝 10g，白茅根 20g，萝卜头 20g，车前仁 10g。加服金匮肾气丸 1 盒，每服 1 丸，兑汤剂服。

调理月余，检查肝功正常，诸症俱瘥。6 月 10 日，患者月经来潮，量多而冷，色正常，舌嫩红，少苔，脉细弦。予温经汤加益母草、荆芥炭服之，4 日经净神爽。再予五苓散细末，装鲫鱼腹内，黄泥封固，火炼红去泥，细末，每服 5g，每日 3 次，服完后开始吃盐。半年后随访，健康如故。

【按】治疗任何疾病必须谨守病机。此例患者肝肾阴虚是主要矛盾，在治疗上颇难，滋阴则碍湿，利水又伤阴。患者服一贯煎日久，阴损及阳，故须滋阴潜阳兼行气利水；数剂后阴阳渐趋平衡，故诸症大减，此时虽蛋白比例倒置，亦有良好的基础；再以汤丸并进，阴平阳秘，气血渐复，经血来潮；后以五苓鲫鱼散，服后食盐，沉疴得愈。

### 案 2 脾虚肝郁，腹胀如鼓

徐某，男，49 岁，龙泉胜利二队，1981 年 6 月 24 日初诊。

昨冬疲乏肢困，腹胀，胁痛，服中西药效微。3 月 12 日到市二人民医院检查示肝剑突下 5cm，肋下 3cm，脾肋下4cm；做超声波检查考虑肝硬化（有恶变的可能）。3 月 18 日又到市二人民医院作同位素扫描，结果为肝脾肿大，早期肝硬化，未见确切的占位性病变。3 月 28 日在区第一人民医院作肝功检查：黄疸指数 10 单位，凡登白试验为直接阳性，麝浊14 单位，胆红素 12μmol/L，转氨酶增高，麝絮：白蛋白 39g/L，球蛋白 38g/L。经区市各医院中西医治疗 3 月余，病无进展，后经介绍来我处治疗。

近二三日患者出现腹泻，水样便，日6～9次，肝区隐痛，心累，叹息，疲乏无力，口苦，尿黄，脉细弦，舌瘀红，苔白粗中厚，腹围88cm。投补中益气汤、胃苓汤加前仁、茵陈、黄芩、扁豆、桃仁、红花。嘱忌盐味，厚衣裳，断妄想，禁愤怒，远房事。2剂药后腹泻止，停药。

7月中旬，食水蜜桃后又腹泻，予胃苓汤加味，1剂泻止。再予补中益气汤、香砂六君子汤1剂，反心烦，潮热，食油则泻。投七味白术散加柴、芍等数剂，腹泻止，余症进展不大。考虑患者从得知病有恶变可能之后，常忧心忡忡，情志抑郁，肝脾不调，理当调解肝脾，投香砂六君子、逍遥散加减。服至9月13日，诸症好转，饮食增加，唯腹胀，便溏，午后尿黄灼热，脉细弦，舌淡苔白滑。

辨证：脾肾阳虚，脾虚偏著，湿困有化热之势。

治法：温运脾阳，除湿利尿，软坚散结。

方药：焦术20g，山药20g，草蔻10g，草果仁10g，云朴10g（姜汁炙），椒目10g，木香10g，茵陈15g，海金沙15g，黄芩6g，大腹皮10g，通草3g，鸡内金10g，谷芽10g，麦芽10g，鳖甲15g（醋炒）。

以此为主方，根据病情增损。服87天，到12月16日复查肝功全部正常，肝脾扪不到，食欲正常，腹围75cm，只感午后脘腹微胀，气短，溲黄而多，脉细弦缓，舌淡苔白。此乃脾胃阳虚未复，气虚又露。法当燥湿健脾，温中和胃，补气行气，清热利湿。

方药：草蔻10g，草果仁10g，砂仁10g，苍术10g，白术10g，厚朴10g，马槟榔10g，木香10g，广台乌10g，大腹皮10g，山药20g，党参20g，黄芪20g。

守上方随症增损，服至 1982 年 5 月 13 日，复查肝功正常，食增便调，诸症愈。

【按】患者属脾肾阳虚，脾虚为主。其治疗分为四个阶段。初因诊断不明，服中西药数月不效，后检查谓有恶变的可能，更增患者思想负担，悲怒思虑，肝脾更伤，投补中、胃苓、香砂六君、七味白术散化裁，但疗效不显，此为第一阶段。余诊后沉思，第一阶段忽略患者长期胸怀抑郁，情志不舒畅，故投逍遥散、香砂六君子汤（8 月 11 至 9 月 17 日），病情显著好转，此是第二阶段。患者唯便溏腹胀，小便黄灼，是脾虚湿困，有化热之势，投温运脾阳、除湿利尿、软坚散结之剂 3 月余（9 月 13 至 12 月 16 日），诸症大减，此为第三阶段。最后患者唯气虚复著，投燥湿健脾、温中和胃，佐补气行气、清热利湿之剂近 5 个月（12 月 16 日至 1982 年 5 月 18 日），再查肝功全部恢复正常，诸症痊愈，此为第四阶段。

**案 3　情志郁结，肝脾失调，水蓄血瘀**

晋某，女，30 岁，简阳养马区赤水公社四大队一小队，1978 年 10 月 22 日初诊。

自述 2 年前性情抑郁，时又烦躁易怒，月经紊乱，逐渐小腹起块，初如指，渐如鸡蛋，简阳县（现为简阳市）医院诊断为结核病，桥梁厂职工医院诊断为肺结核，四川省医学院诊为肝脏大、腹水。现患者由两人搀扶入座，表情痛苦，呻吟不止，腹大如鼓，起卧困难，不能自走，恶寒发热，烦躁易怒，头身痛，肩、胁、胸、腹等牵连胀痛，食极差，每天只食 1 两，便溏，耳鸣，耳聋，心中阵热，口苦口干，但因腹水难受而不敢饮水，脉弦，舌淡有瘀斑，苔白滑，腹围 95 cm。

辨证：肝郁气滞血瘀，肝脾不调，气血俱虚。

治法：调和肝脾，气血两补，佐破血祛瘀，行气止痛。

方药：逍遥散加味。当归 10g，白芍 10g，柴胡 10g，茯苓 15g，白术 30g，薄荷 5g，党参 30g，黄芪 30g，三棱 10g，莪术 10g，马槟榔 15g，甘草 5g，生姜 3 片。

服上药 1 剂未终，经血来潮，量比正常多 2/3，色黑，瘀块如豆如李，余症大减。守方去三棱、莪术、马槟榔，加蒲黄、灵脂、鹿角、楂肉炭、椒目、白芥、西红花。2 剂后病愈 80%，食增至每顿 3 两，能走 2km 来门诊，舌淡，苔白润，脉弦缓，腹围 78cm，包块如李大。患者家属要求处方后回家调养。

方药：（1）当归 10g，赤芍 10g，柴胡 10g，茯苓皮 15g，黄芪 50g，党参 50g，薄荷 5g，蒲黄 10g（另包），灵脂 10g，三棱 8g，莪术 8g，生姜 3 片。

（2）熟地 20g，当归 10g，川芎 10g，白芍 10g，党参 50g，茯苓 15g，白术 15g，山药 30g，鸡内金 10g，黄芪 50g，马槟榔 20g。

嘱上两方交替轮服。

11 月 7 日，上两方各服 3 剂后，自觉胃脘有一硬物，冷痛如冰，脉左弦右细迟，舌淡有齿痕，腹围 76cm，腹中包块消失。予逍遥散、八珍汤加干姜、楂肉炭，服 2 剂，胃中冷硬物消失，后予十全大补汤、逍遥散交替服用，调治 2 月康复如初。

【按】患者 2 年前因情志郁结，影响气血的生化及运行，使气郁而血瘀，聚为包块，并月经不调。包块已成，又过度思虑则伤脾，脾伤而不能为胃行其津液，亦不能散精于肺、淫精于脉，使血不得藏于肝，则肝失所养而横逆，复乘脾犯胃。脾失运化，水湿潴留，以致气、血、水互结而成鼓胀。根据病因病理分析：恶寒发热，口苦，烦躁易怒，头、身、肩、胸、肋、腹等牵连胀痛，俱是肝郁气滞化热之象；食少便溏为脾胃俱虚；口干不饮，舌上有瘀斑主血瘀。综上所析本例为情志郁结、肝脾失调、血瘀水蓄、虚实夹杂之鼓胀病，应予当归补血汤、四君子汤以补正，逍遥散以疏肝解郁、调和肝脾，佐活血去瘀、行气止痛之三棱、莪术。后因经血来潮，瘀血（块）并下，去棱、莪、槟而加失笑散、鹿角、楂、芥、红花，则病愈80%，终予疏肝解郁、活血祛瘀与气血双补交替服用，调理2个月而愈。

### 案4 血瘀夹湿，腹胀便秘

曾某，女，35岁，龙泉公社胜利七小队，1978年11月18日初诊。

1975年患者在川医确诊为肝硬化腹水，进行脾切除术后腹水消失。2个多月前（正当妊娠八月末）出现腹胀、腹水明显，饮食大减，食后胀满难受，服中西药效微。11月2日（生产后12天），患者腹大如鼓，比产前更大、更胀，刺痛拒按。于某院妇产科住院治疗5天，腹胀痛有增无减，恶露终止后便自动出院。现诊见患者仰卧，腹大如鼓，拒按，小便短少，大便干燥，食差，每顿1两，舌瘀红，苔白腻，脉左弦右濡缓，腹围98cm。

辨证：血瘀夹湿之血鼓。

治法：活血祛瘀，运脾除湿。

方药：平胃散加味。苍术10g，陈皮10g，厚朴10g，桃仁10g，红花10g，赤芍10g，丹皮10g，丹参15g，蒲黄20g（另包），灵脂20g，萝卜头20g，马槟榔10g，白茅根20g，旱莲草20g，女贞20g，楂肉炭30g。嘱忌盐味，断妄想，厚衣裳，禁惊怒。

服上药病无增损，守方继进，加外治法：莱菔子100g，丑牛 100g，白芥 30g，蒲黄 40g（另包），灵脂 40g，酸酸草 250g，麻黄 30g，大葱 250g，白酒 100mL，前药共粗末，再将大葱捣烂，共炒热烹酒，平分 2 包轮熨腹部，由上至下，每次约 10 分钟，每 12 小时 1 次。方中葱、菔、丑、芥行气通络消水，蒲、灵、酸活血祛瘀，麻黄"开鬼门、洁净府"，使大气一转，瘀水齐下。

内服外熨后，腹痛，肠声辘辘，小便增多，恶露频频，色黑兼块，食欲倍增，每顿 2~3 两，唯口苦干，饮不欲咽，口涎，大便燥结不通，脉弦数，舌红苔白腻，腹围 87cm。药既应手，效不更方，加酒军 20g（另包，开水泡，兑汤剂服），柴胡 10g，黄芩 10g。

服上药后，腹泻数次，恶露、腹痛俱大减，水响声消失，唯食后胃脘痞胀，口苦，痰中现血，头疼，腰痛，脉弦小数，舌红，苔微黄而腐，腹围 79cm。综上病情，去邪须遵守"衰其大半而止"这一原则，予小剂活血祛瘀、调和肝脾、益气生津、除湿之药。

方药：丹参 20g，桃仁 6g，红花 6g，柴胡 10g，白芍 15g，黄芩 6g，鸡内金 10g，茯苓皮 20g，女贞 20g，旱莲草 20g，石斛 20g，苍术 10g，泡参 30g，白茅根 30g。

3 剂后诸症虽退，但肝脾肾三脏功能未复。仍早午服参苓白术散，晚服杞菊地黄丸调理 1 个月，恢复健康。

【按】此病例曾患肝硬化，脾脏已切除，产后恶露不尽，腹刺痛，抓住这一主要矛盾，放心大胆用活血祛瘀、行气除湿之法，内外兼施。2 剂稳住病情，3 剂病减，4 剂衰其大半，终以调治脾胃，滋补肝肾而愈。

由于患者的个体差异，病机不同，治法亦不相同。综观四案，病因需准确，辨证方得当，疗效就提高。四案的共同点是治疗都未用大戟、甘遂、芫花、商陆等苦寒有毒之品。因鼓胀患者本来就正虚，肝、脾、肾之功能早已受损，此类药物一投，纵收一时之效，而三脏亦倍伤，故不得已而用之，亦只可暂用。治疗本病，起居调摄亦很重要。沈金鳌谓，"先令却盐味，厚衣裳，断妄想，禁愤怒"。余增一言，还须远房事。古人谓"三分医治，七分调理"是很有道理的。

# 慢惊风症，吐泻频频验案

袁军，男，3岁，界牌公社长柏二队。

1978年仲秋患腹泻，某医给黄连素、痢特灵，中药胃苓汤等，半月效微。后腹泻加重，到区医院儿科求治，以"急性肠炎"收住院，先后服痢特灵、无味氯霉素、胰酶、维生素，并补液纠酸，静滴氯霉素，以及服葛根芩连汤、白头翁汤、胃苓汤等月余，仍腹泻每日10余次，水液清澈，小便清利，日食1两许。昨日反见恶心呕吐，昏睡露睛，两足厥冷，天亮时才渐温，不时手足蠕动，病情有增无减，故主动出院，前来就诊。诊得面色苍白，囟门低陷，昏睡露睛，两目无神，指针人中，尚能啼哭，但声音低微无泪，肌肉消瘦，皮肤干燥，两足寒冷，手足不时蠕动，舌淡，苔白薄，脉象迟细。

辨证分析：患儿腹泻4旬余，阴精阳气必然暗耗。问其所因，乃长期服苦寒分利之药，必伤脾败胃，胃伤则吐而食纳差，脾伤则泄泻不止。夏禹铸曰，"慢症者，脾虚也。眼皮属脾，脾败眼皮不能紧合，而睡则露睛，虚极则脾失元气，故两目无神而多昏沉。脾胃败故四肢厥冷，虚慢必生寒，寒则大便泄青，而小便清利"。综上所述，本案辨证当属脾胃虚寒。患儿日食两许，胃气尚存，生机不灭，然慢性腹泻，复加呕吐，亦是不祥之兆。

治法：逐寒荡惊，温中回阳。

方药：逐寒荡惊汤、理中汤、香砂六君子汤加减。党参6g，茯苓6g，白术6g，陈皮3g，法夏3g，胡椒2g，肉桂2g，公丁香2g，炮姜2g，甘草2g，大枣3g，煨姜3片，灶心土30g，大米1撮。

水2碗入灶心土，搅混澄清，取水1碗煨药，煨至米熟，分3次频服。

服上药1剂后吐止，余症大减。后以参苓白术散加少许胡椒、灶心土调理1个月，逐步恢复健康。

【按】该患儿因腹泻40多天，始服苦寒之剂以致脾阳受伤，故腹泻不止，反增肢厥惊风之症，故余用逐寒荡惊汤、理中汤等化裁，治以温中散寒、回阳救逆、益脾镇惊。药仅1剂而起沉疴。后以参苓白术散加味调治1个月而体健如常。由此提示，吐泻之症应分虚实寒热，尤其是稚儿之体，不可过用苦寒，损伤脾胃。医者临证需当细辨，谨慎用药，以免延误病情。

# 肺病验案

### 案1 肾虚水泛，咳嗽痰涌

李某素体胃虚痰湿，甲子季冬，立春前，突因气候温暖，脱去大衣，2小时后感腰以下寒冷，始咳嗽频频，痰多清稀，日量达800mL之多，大便稀，每日1次，脉浮，舌质淡，舌体胖，有齿痕。服川贝精片、麻杏止咳糖浆。1日后上病未减，反增汗出，恶心，疲乏神倦。

细研其证当属肾虚水泛，试服金匮肾气丸以观其变，1丸痰减，恶心止，6丸后诸症痊愈。

【按】肾虚水泛表现得如此突出，临床确很少见。患者见腰以下冷、咳嗽痰多之症，但无清涕、鼻塞、恶油等表证，因此，用解表、止咳、祛痰之法以虚其表，耗其肾，故反增恶心等。此时，治疗转于温肾，阴霾四散，诸症痊愈。

### 案2　肺肾气虚，喘而汗淋

周某，女，66岁，山泉萍果大队九队。甲子仲春惊蛰求治。

患者仰卧于筏竿上，揭其被则恶风，头汗淋漓，口唇苍白，两眼乏神，呼多吸少，且张口抬肩，语声断续，时咳，无力，自汗。诸症每遇劳累感寒即发，入冬尤甚。昨冬喘咳复发，迄今3个月，服中西药及注射青、链霉素等效微。近日加重，稍动则气短难续，脉细弱，舌淡有齿痕。此乃肺肾气虚，卫外不固。治以补气纳肾，佐以固表法。

党参30g，黄芪30g，熟地20g，五味子10g，紫菀10g，桑皮10g，防风5g，白术10g，补骨脂10g，枣皮30g，胡桃3个连壳捣破。

【按】肺为气主，肾为气根；肺主呼气，肾主纳气。肾虚不纳，气反上逆而喘；气不卫外，故恶风，自汗发热；外邪易袭，故反复感冒难愈。此例诊断准确，选补肺汤、玉屏风散加味。1剂轻，2剂减，3剂诸症平，6剂改汤为丸，加紫河车而愈。1年后随访，健康如常。

### 案3　肺气虚损，喘咳自汗

汪某，女，71岁，1985年12月17日初诊。

上月初因感冒咳嗽、气紧在市医院服中西药和注射青、链霉素至今，感冒虽愈，但仍咳嗽、气紧，兼见自汗，潮热，动则心累气短，口干不饮，食差，日食不到1两，形瘦神怯，语音断续，吐词不清，舌嫩红，苔白薄，乏津，脉细数无力。

证属肺之气阴两虚，伴胃虚不纳。法当益气固表，养阴生津，佐健脾益胃。方予补肺汤合生脉散加味。

方药：党参20g，麦冬10g，五味10g，黄芪20g，熟地20g，紫菀10g，桑皮10g，萆薢20g，谷芽30g，茯苓10g，山药15g，花粉15g，石斛20g，川贝10g（细末冲服）。

1剂后汗止咳减，饮食增加，舌淡苔白滑。药即生效，守方去花粉、石斛、萆薢，加砂仁2g，附子3g，1剂。

服药后患者饮食继增，喜热物，咳减痰少，舌尖嫩红边缘白滑，灰黑厚苔乏津。用补肺汤加谷芽、干姜、石斛、萆薢、花粉，1剂。

1剂后，食欲已如常人，微咳，守方随症增损调理，又5剂痊愈。

【按】患者肺之气阴两伤，以气虚为主，子病及母，故损伤脾胃。小佐干姜温中，使脾胃调和，气血生化有源，肺脾功能复常，则不两旬而病愈。

### 案4　喘不得卧，痰如泉涌

游某，男，74岁，龙泉上街47号，1983年12月18日初诊。

感冒2天，恶寒无汗，流清涕，咳嗽气紧，泡沫痰，量多，口渴不欲饮，舌偏淡，苔白脉浮。服华盖散加党参、龙骨、牡蛎、蝉衣、桔梗后，恶寒止，仍清涕，咳嗽，痰多黏涎且冷，心累，叹息，背心寒冷如掌大，舌淡苔白滑，脉细弦。予补肺汤加姜、细、味、二陈汤、射干。1剂后，背心冷除，但舌右侧疼痛，难于饮食，咳嗽，痰稠黏，舌偏红，苔微黄中后腻，脉细弦小数。予甘露饮加竹茹、法夏、莱菔、天竺黄、桔梗内服，复方吹口散搽舌。1剂后，语声重浊不清，不可稍动，动则气喘痰鸣，痰稠黏如饴粘筋，咯至口边而不出，需以手捞之，舌仍疼痛，进食则疼痛难忍，细观其舌既无溃疡，又无红肿，色淡红，苔厚腻涎滑，口渴复喜热饮，但饮而不欲咽，脉沉细无力。法当引火归原，佐化痰浊。

方药：熟地50g，巴戟30g，茯苓15g，麦冬20g，五味10g，附片4g，牛膝10g，上桂3g（细末冲服），法夏10g，陈皮10g，杏仁10g，前胡10g。服1剂后，痰涎稠黏、舌痛俱减2/3，食增，舌苔转薄，脉转有力。守上方增损，再服数剂而愈。

【按】患者初为阳虚感寒，服华盖散加味本无非议。复诊服补肺汤、二陈汤加姜、辛、味，是用姜之不当，因干姜守而不走，故有舌痛。再诊用甘露饮加味，服后动则喘息痰涌，是滋阴清热，肾阳复伤之误。陈士铎谓："凡人有气喘不得卧，吐痰如涌泉者……乃肾中之寒气也。盖肾中无火，则水无所济，乃上泛而为痰，将胃中之水，尽助其汹涌之势，而不可止遏矣。"再用加味引火汤加味，补肾之阴阳，二陈汤、前胡祛痰止咳，重在桂、附温肾宫，使水有所归，水既归宫，喘逆之气亦下安，而喘痰平。因肾为肺之子，子安则母亦宁，肺金之气可归肾宫，以养其耗散之气，此以补肾火，养肺金也。上方重在水火同补，而肺自安。

### 案5　龙雷火升，口发燎泡

某素为阳虚、痰湿之体，于甲子年孟春月中旬，不慎感冒，先服藿香正气丸不效，反觉身热，咳嗽，痰稠，继服银翘解毒丸及川贝枇杷糖浆，1日后更加腰胀，头昏，左上颚和牙龈内侧起泡，小如米，大如指，色微红，次日左消右长，延至

3日，突感腰以下寒冷特甚，非重被不温，且畏风，痰稠量多，便溏，溲清，寸脉浮大，重按无力。

证属龙雷火升，口发燎泡。法当引火归原。

方药：加味引火汤。熟地60g，巴戟30g，茯苓15g，麦冬30g，五味10g，肉桂6g，附片10g，牛膝10g，海浮石30g，蛤粉30g，牡蛎30g，尖贝10g。

上药服1剂症减半，2剂诸症告愈。

【按】阳虚感冒不予麻黄附子细辛汤温阳解表，反予化湿解表、芳香和中之藿香正气丸，此是药证不符。次用银翘解毒丸、川贝枇杷糖浆更是药不对证，故病势增剧。因药物误治，虽见脉浮大，毅然予加味引火汤，佐以潜阳祛痰之剂。此辨证准确，用药恰当，故见效甚速。

# 肾病验案

### 案1 寒中少阴，溲频尿急

杨某，女，55岁，龙泉镇二居委，1978年3月25日初诊。

3月23日始感背心冷，重被不暖，第二天出现面部潮热，尿频尿急，尿色清。服中西药后，病情加重，出现全身寒冷，虽厚衣重被不减其寒，口干，饮热不多，涎有泡沫，精神极度萎靡，欲寐，坐立走动即尿频尿急，睡则如常，舌淡尖红，苔白，脉沉细。

方药：麻黄9g，附片15g，细辛6g，肉桂9g，黄连3g（泡开水服），沙参15g，麦冬15g，人中白24g，甘草3g，1剂。

服上药后微汗，恶寒、面热、尿频急俱愈，唯头昏，腰冷，不食，小便黄，大便4日未解，腹热，口干，饮热不多，舌淡苔白粗乏津，舌边泡沫，脉沉细无力。

方药：附片12g，干姜9g，麻黄6g，沙参24g，麦冬15g，甘草5g，黄柏6g，黄连3g，人中白20g，1剂。

1剂后，患者全身溦然汗出，便通，腹热除，思食，舌光红乏津，脉细。守方去麻黄，减黄柏。2剂后口和食增，唯头昏，腰胀，肠鸣，便溏，舌淡苔白薄滑，脉细弱。

方药：党参30g，黄芪24g，茯苓15g，白术20g，陈皮10g，山药20g，薏苡仁20g，桔梗10g，刺蒺藜10g，谷芽30g，附片10g，砂仁10g。

3剂后诸症痊愈。

【按】此为寒邪直中少阴，表里俱寒，上热下寒之证，投麻黄附子细辛汤加桂以助阳解表，气化膀胱，则寒冷、小便频急可治。因舌尖红，故佐参、麦益气清心，舌光红并治。方中用桂、附、麻、辛之温热，使以咸寒之人中白，服后病大减。患者数日不便，反加干姜温中助附片补脾益肾，使便通食增，终投温肾补中收功。

### 案2　肝郁气滞，溺道阻闭

陈某，男，35岁，介牌公社长柏三队，1982年12月初诊。

前日因家事不遂，情绪波动，昨日午后5时突感左少腹疼痛，小便涩痛，排尿不畅，晚12时出现点滴不通。今晨到某医院打针、服药、导尿，病缓解。11时复少腹疼痛难忍，坐卧不安，恶寒，口苦，舌麻，小便又不通。诊见其表情痛苦，躁扰不安，呻吟不止，舌红、苔白腐厚，脉沉小数，小腹隆丰拒按。

辨证：肝郁气滞，升降失调，溺道阻闭。

治法：疏肝解郁，调理升降，利尿通闭。

方药：（1）八正散加味。香附10g，麻黄10g，桔梗10g，连翘10g，赤小豆15g，竹叶10g，木通10g，前仁10g，瞿麦10g，扁蓄10g，滑石20g，杏仁10g，生军10g，海金沙15g。

（2）浮萍120g，生葱120g，鲜菖蒲30g，升麻30g。冷水5L，煨开5分钟，倾大盆内加葱、酒，乘热熏之，约10分钟，取药渣布包乘热坐之。

次日复诊：云昨日服药后，随用外治药，约10分钟汗出寒止，尿意急不可忍，顷即小便，由小到大，由涩到畅，先黄后清，腹痛顿消，烦躁如失，只感疲乏。今见舌红，苔白薄，脉细小数。守方去麻黄、生军，加泡参，又1剂而安。

【按】此乃暴怒伤肝，升降失调，气道不通。陈修园谓："点滴无，名癃闭，气道调，江河决，上窍通，下窍泄。"予八正散泻火通淋，加麻黄通阳气于至阴之地，肺主皮毛，故配杏仁宣降肺气，下达州都，导水高原，1剂而获效。

### 案3　湿热下注，夜梦遗精

曾某，男，60岁，界牌大队三小队，1983年2月5日初诊。

患者素嗜饮酒，1978年初秋，因醉卧湿地，出现疲乏困倦，小便黄赤，旬余夜梦遗精。服龙胆泻肝汤减轻，每月仍遗精两三次；服金锁固精丸则病增；继则中西药杂进延至今日，每月少则两次，多则三四次，舌红苔黄腻，脉细弦而濡数。

初秋湿热俱盛之时，醉卧湿地，三湿（初秋湿热盛、酒湿、卧湿地）蕴于肠胃三焦，君火必动，相火必随，相火寄于肝胆，肝之阳强，则气不调，故精遗而成梦。予龙胆泻肝汤，原无可厚非，但滋腻之生地、补血之当归不用为好；金锁固精丸的收敛，欠妥当。

治法：清化淡渗。

方药：甘露消毒饮。白蔻10g，藿梗10g，茵陈15g，滑石15g，木通10g，菖蒲5g，黄芩10g，连翘10g，浙贝10g，射干10g，薄荷10g，知母10g，黄柏5g，莲须10g。

5剂后梦遗停止，10剂后湿热清除，半年未复发。

【按】本证为湿热下注，扰乱精官，故见梦遗。临床治疗，医者不可误用固涩之剂，见症治症，而应该审症求因，抓住病机，求其根本，合理施治，故病因一除，症状随之而去。作为临床医生，必须详审病情，深究病因，方不致贻误患者。

### 案4　阳虚遗尿

陈某，女，20岁，平安永远七队，1978年3月13日初诊。

自幼有遗尿史，近来白带多如涕，遗尿加重，脉沉弦，舌胖大，苔薄白。

辨证：肾阳素虚，膀胱失约。

治法：温肾固涩。

方药：刺藜根30g，棉花根30g，夜关门30g，黄芪60g，八月瓜10g，尿珠根15g，茴香根15g，核桃3个炖猪尿泡服，2剂。

3月15日复诊：服上药头剂无效，第2剂后病减1/3，舌质淡，脉细弱，守上方加桑皮15g，补骨脂15g，枸杞15g，益智仁10g，续断20g。服上药3剂后即告愈。

【按】本案为肾虚不能约束膀胱而遗尿；阳虚湿盛而使阴道白色分泌物不正常，故见白带多如涕。故用温肾固涩之剂治之，肾阳复则膀胱束，湿邪去，所以遗尿、白带皆愈。

### 案5　中气下陷，小便失禁

李某，男，5岁，龙泉公社黎明六队，1984年1月16

初诊。

患儿于1983年12月29日始小便淋漓无数次,白天为甚,夜则尿量多而次数少,无痛感,色清,经公社医院服中西药、打针效微,故来我科诊治。查尿检无异,面色正常,舌淡,苔白润,脉细弱无力。

因阳气虚弱,中气下陷,膀胱气化失于约束,故白天小便淋漓而不通;入夜阴气潜藏,膀胱气化有助,故入夜后症情较轻;气虚故舌淡苔白润,脉细弱无力。

治法:补中益气,升阳举陷,佐温脾肾以缩尿。

方药:补中益气汤加味。黄芪15g,党参15g,白术10g,当归6g,升麻5g,柴胡5g,陈皮8g,益智仁10g,桑螵蛸10g,广台乌5g,山药10g,大枣10g,生姜3片。

1月18日复诊:服上药1剂后病无增减,小便微黄,尿检仍无异常,舌脉如上。细究其由,中气下陷无疑,并非肾气不足,膀胱约束无力,加缩泉丸是为不当,故小便由清变微黄,仍拟补中益气,佐扁蓄、瞿麦、海金沙、前仁以救前药之弊,并有欲升先降之意。

方药:黄芪10g,党参10g,白术10g,当归5g,升麻5g,柴胡5g,陈皮6g,扁蓄8g,瞿麦8g,海金沙8g,前仁8g,1剂。

服1剂后,病情大减,白天小便2次,尿多色清。宗前方去瞿麦、扁蓄,再2剂而愈。

【按】此案系气虚下陷,膀胱气化失司而尿频,加缩泉丸以温肾缩膀胱是为不当,转手投补中益气汤加利尿通淋,3剂而愈。此外,在投补中益气时还须辨清肾之阴虚与阳虚,夹湿与夹热。阳虚佐缩泉丸,阴虚佐滋肾通关丸,夹湿佐茯苓、泽泻,夹热佐瞿麦、扁蓄、海金沙,每可获效。

# 外科病验案

### 案1　舌系带囊肿

李某，女，42岁，383信箱，1983年1月23日初诊。

患者3天前因食姜过多而出现舌下长一包块，如蚕豆，服中西药（清热药）数剂，外用锡类散涂之则痛，吞噎时咽部灼痛，晨间口苦，脉沉数细。拟玄麦甘桔汤加银花、蒲公英、陈皮、薄荷、丹参、黄菊、白花蛇舌草，外搽复方吹口散。1剂病减，2剂病又反复。守方加官桂、牛膝。1剂后，心烦，舌尖灼痛，口苦，头面烘热，腰痛，眼花，白带寒冷如注，脉细，舌淡苔白。予内补丸加小剂导热散。1剂带除，心烦、舌痛愈，唯口部烘热，夜间口苦，舌脉不变。守方去鹿角加牛膝。1剂后，手心潮热，小便色黄，白带复至且质稠，腰痛，耳痒，囊肿时消时长，舌脉不变。

诊后细思，本案似属虚火上浮，起因是生姜过量。因生姜辛温升散，引动少阴之虚火聚舌下而成囊肿，反予升提之桔梗，疏散之薄荷，清解之银菊等，故1剂减，2剂病又反复。复诊加牛膝、肉桂意欲引火下行，但升提、疏散、清解之剂用后，带下寒冷如注等诸症峰起。三诊时抓住带下寒冷等肾阳虚这一特点，毅然投内补丸而诸症大减。四诊时不应减去温补肾阳之鹿霜，更不应加苦酸平之牛膝，故有带下复至之弊。再以舌脉来看，患者先是舌尖红，后则一致出现舌淡、苔白；脉则始终沉细，沉主里，细为阳气不足。以上分析，本案主属虚阳上浮，循少阴之脉聚于舌下而成囊肿，予加味引火汤增损，13剂而诸症愈。

方药：（1）熟地 8g（细末吞服），巴戟天 30g，茯苓 15g，五味子 10g，麦冬 30g，肉桂 8g（细末吞服），附片 10g（先煎），牛膝 10g。

（2）导热散（白矾、白附子、吴茱萸各等分，共细末）10g，面粉 30g，加热醋调敷涌泉穴。

【按】舌系带为足少阴肾经所主。该患者属虚阳上浮，龙火不潜，治以引火归原，则虚火平息，囊肿自消。

### 案2 营卫失调，气血瘀阻，外发红斑

张某，女，12 岁，龙泉上街，1984 年 2 月 7 日初诊。

长期自汗、盗汗，伴左小腿前和内踝上碰伤 10 余天。双下肢红斑 4 天，不痛不痒，压之褪色，色暗红，舌淡，苔白薄，脉细弱。

辨证：营卫失调，气血瘀阻。

治法：温经散寒，活血调营卫。

方药：（1）桂枝加附子汤加味。桂枝 10g，白芍 15g，附片 5g，归尾 5g，赤芍 5g，丹皮 10g，红花 5g，蝉蜕 10g，僵虫 10g，鸡血藤 30g，茜草 20g，牛膝 10g，大枣 10g，生姜 5 片。

（2）外伤敷玉液膏（玉真散与凡士林 4:1）。

2 月 9 日二诊：盗汗止，自汗减半，双下肢斑色稍转淡，仍稠密，大而成片，有 3 处约 4.5cm，红斑大如黄豆，小如赤豆，微痒，伤处微痛微肿，舌淡红，苔白薄，脉细小数。法宜益气补血，助阳，佐以活血散瘀。

方药：（1）黄芪 12g，当归 5g，附片 3g，薏苡仁 10g，鸡血藤 30g，茜草 20g，肉桂 3g，甘草 3g。

（2）升麻 60g，当归 10g，紫草 10g，煨水熏淋洗。

2 月 11 日三诊：1 剂后诸症愈，下肢红斑消褪 85% 以上。守方以巩固疗效。

【按】患者素有自汗、盗汗，营卫失调，复加外伤，致气血瘀阻而发斑，投桂枝加附子汤，佐以活血化瘀兼祛风，诸症减半；继以当归补血汤、芪附汤加味，调理而愈。

### 案3 血虚发斑

李某，女，49岁，龙泉佳香饭店。

患者行阑尾术后20余天，小腹和两侧大腿、股部发红，发瘀斑，奇痒恶痛，其斑片小如李，大如桃，甚如掌大，约20cm×17cm，椭圆形，环绕双侧大腿1周，内侧尤甚，色瘀红，斑与斑之间，疹子密布色暗，自觉痰滞咽部，小便微黄，大便干燥，白带多而清冷。

患者阑尾术后正气虚弱，寒滞局部且夹内邪，故见患处发斑且奇痒恶痛，形似阳证，但细察舌脉实属肾虚阴寒血虚之证。

辨证：肾阳虚衰，寒滞经脉，兼夹内邪，血虚发斑。

治法：温阳散寒，养血祛风。

方药：鹿霜10g，肉桂5g，附片5g，茯苓10g，黄芪30g，肉苁蓉30g，紫菀10g，土茯苓20g，沙蒺藜20g，当归10g，鸡血藤20g，茜草15g。

服上方后诸症减去大半，舌淡脉细。守上方加鸡血藤30g，茜草20g，3剂而愈。

【按】阑尾术后，三阴俱伤，肾伤尤甚，再加脾失温煦，使寒凝血瘀，不通则痛，斑疹日增。抓住这一病机，以内补丸独温肾阳，使脾阳得助，复加当归、鸡血藤补血，茜草化瘀止血，故能取得寒散风平，瘀去斑消之效。

### 案4 药物中毒，燎泡群集

谭某，男，47岁，某公社干部。

本患高血压病。1972年仲秋，又鼻衄不止，前医注射鲁米那、止血敏，血止。数小时后，全身关节和前后阴发现红斑，初如指大，继则成片。次日全部红斑变为水泡，求治于余。诊见午后热甚，头晕，心烦，口渴，小便黄少，舌绛苔黄腻，四肢关节（肩、肘、腕、髋、膝、踝）俱有水泡，小如李，大如桃，三五不等，双臀部、丹田以下和两侧腹股沟水泡密布，阴囊肿大如碗，阴茎倍增，水泡部分破溃，脂液淋漓，痛苦非常，左脉弦数，右滑数。

患者素有肝阳上亢，故头晕、心烦；肝火犯肺而发鼻血；复因药物中毒而发全身水泡。

治法：清肝泻火，利湿解毒。

方药：（1）龙胆泻肝汤合二妙散加减。栀子10g，黄芩10g，胆草10g，丹皮10g，金铃子10g，苍术6g，黄柏10g，白豆蔻10g，茯苓10g，木通10g，泽泻10g，银花30g，连翘15g，蒲公英30g，鲜芦根90g，2剂。

（2）银花45g，黄菊45g，苦参60g，大黄45g，青蒿45g，煨水洗。

（3）青黛15g，滑石30g，生熟石膏各18g，黄柏18g，煅龙骨18g，冰片2g，枯矾18g，共研极细末，调凡士林摊于消毒纱布上，宜极薄，再撒少许药粉于上，盖于溃疡面，每日1换或每日2换。

2日后臀部成片脱皮，阴囊和阴茎肿消大半，四肢关节成片脱皮，溃液全收，诸症俱减半。药已对证，仍宗前法，内服药去苍术，小其制；外洗药去青蒿，加白及；外用药去枯矾，加生肌散。

2剂后肿全消，创口愈其半，脉细小数，舌红少苔。予育阴潜阳佐清热，调理半月而诸症获愈。

【按】本例患者症见肝肾阴虚、肝阳上亢之眩晕，木火刑金之鼻衄，复因用镇静药而中毒（过敏）。治疗时，紧扣病机，抓住主症，立法遣方，用内服药治其里，外用药治其外，内外同治，标本兼顾而达到内证消，外证解的目的，使患者迅速地解除了危难。

### 案5 已虚毒聚，手生疔疮

陈某，男，63岁。一日编制竹制品不慎，划破左手拇指，迁延不愈。半月后感染，经某医横切一刀，未见化脓。经治旬余，注射青、链霉素和服中西药无效，病情逐日加重。诊见表情极度痛苦，呻吟无奈，手背肿势如馒头，五指如柱，拇指灼热疼痛，其余手指寒冷如冰，拇指末节呈蛇头状，切口1cm余，胬肉突起2cm，红丝已至尺泽，三昼夜未能入睡，日食不到1两，小便色黄如浓茶，舌红苔白滑。病属蛇头疔，过早切开，疔毒扩散，急防走黄。急投托里消毒汤（当归30g，甘草10g，银花90g，黄菊30g，紫花地丁30g，乳香10g，没药10g）加滑石、车前草，每日1剂；急用黄菊花100g煎水，先熏后浸泡；再予冰蜈黛雄散［冰片1g，蜈蚣1条（煅存性），青黛3g，雄黄3g，分别细末混合均匀，纳入鲜猪胆，内套于患指］每日1换。1剂痛止，2剂肿消及半，3剂全消，后按疮疡治疗1月而愈。

另有杨某，女，50岁。初起在手中指腹部有一疔，发痒疼痛红肿，皮肤渐变白色。某医认为有脓液，切开未见。病情立即加重，红肿日甚，寒战剧痛，注射青、链霉素，内服中西药，疗效甚微，又服大剂镇痛药而不能缓解其痛。三昼夜未能入睡，颗粒不进，每日只能吃2个蛋花，喝些白糖开水。诊见患者呼呻无奈，寒战发抖，患指如圆柱，余指和手背红肿灼热，切口长约2cm，红丝已致曲池，舌绛苔白滑，脉浮数。病属蛇肚疔，因过早切开，毒邪扩散，虑其走黄，急与托里消毒汤伴葱矾丸（鲜葱7根捣烂，加白矾末9g和匀，分7丸）内服，每日1剂，外用冰蜈黛雄散，每日1换。1剂寒战止，疼痛减；2剂去葱矾丸，红肿减半；4剂痛止肿消，再行扩创；后按疮疡治疗月余而愈。

【按】"正气内存，邪不可干"，手指生疮的病机亦不例外。上述两案的病机皆为正气先虚，毒邪复聚，导致气滞血瘀。凡手指生疗，余用托里消毒汤。方中当归、甘草重用以扶正托里，伍大剂之银、菊、地丁清热解毒，佐活血祛瘀镇痛之乳、没（脓多者忌用）。前案之蛇头疗属太阴肺经，肺主全身之气，肿太甚，肺失宣畅，血失濡养故指冷如冰，药后正复邪退，四肢复温；后案属正不胜邪，故寒战发抖，予托里消毒通阳而寒战止，诸症愈。

### 案6　虚火上浮，迎香生疗

古某，女，61岁，1983年5月14日初诊。

时值孟夏，非重衣厚被不暖，腰以下畏寒特甚，牙齿松动，便调溺清。昨日右迎香穴突生一疮如粟，麻木发痒，形如钉，用手搔抓后，渐肿大如鹅蛋，约5cm×6cm，边缘不清，舌淡苔白，脉沉细。

此乃龙火不潜，下失温煦，故腰以下畏寒特甚，重衣厚被而不暖。虚火上浮，故牙齿松动，循经上行而发为疗。舌淡为阳虚，脉沉主里，细为阳气不足。

辨证：虚火上浮，迎香生疗。

治法：引火归原以治本，清热解毒以治标。

方药：（1）加味引火汤合五味消毒饮。熟地60g，巴戟40g，茯苓15g，麦冬30g，五味6g，肉桂4g（细末冲服），附片15g，牛膝10g，1剂，头两煎各煨1小时混合。

（2）银花20g，白菊20g，蒲公英30g，紫花地丁20g，天葵子20g，1剂，连煨2次，每次煨开20分钟，两煎混合。

将（1）（2）药汁混合，平分6次，每4小时服1次。

（3）玉枢膏（紫金锭细末调凡士林）敷局部。

（4）导热散（吴茱萸、白矾、南星等分为末）加面粉、热醋敷涌泉。

5月15日二诊：经上治疗，肿消2/3，齿固体暖。药既应手，原方去五味消毒饮，又1剂病愈。

【按】疔疮总由火毒生，但有虚火实火之分，不可不察。实火若用引火汤，则犹如火上添油；虚火若用苦寒之品，必导致亡阳而病危。本案用引火汤温下，用消毒饮清上，再加外治法，故能迅速获效。治疗外科病，若内治与外治相结合，只要用药得当，疗效倍增。

### 案7　锁口恶疔，伴发斑疹

李某，男，14岁，1983年11月1日初诊。

生疔一旬，伴发斑疹和风疹块3天，经某医院服西药（药物不详）及注射青、链霉素治疗一旬，疔毒有所控制。诊见疮顶形如粟样脓头，斑疹夹风疹团，风团小如李，大如桃，部分连成一片，大如手掌，腰背下肢为甚；风团与风团、斑与斑之间红疹满布，但稀稠不等，自觉灼热，扪之如常温，压之变白色；并见恶寒无汗，头身痛，两餐未进食，口和便调，舌淡有齿痕，苔白薄滑，脉沉细。西医注射青、链霉素一旬，疔毒有所控制。复加寒邪外袭，阻于孙络，营卫不调，疔毒尚重。

治法：解表，调和营卫，佐以清热解毒。

方药：麻黄10g，桂枝10g，防风10g，赤芍10g，羌活10g，独活10g，甘草10g，大枣10g，蝉蜕10g，银花30g，青葱管3根，蒲公英30g，1剂。外用红升丹药捻，黄连油纱护疮口，外敷玉露膏。

11月2日二诊：药后汗出，恶寒、肤热俱瘥，每餐食稀粥1碗，唯口干善冷饮，便调溲黄，肌肤发痒，腹时痛，两睑肿，脉细数，舌嫩红苔白薄微黄，余症如前。今按风湿入络，予疏风散邪法，投《太平惠民和剂局方》之消风散加减。

方药：党参15g，荆芥10g，陈皮10g，僵蚕10g，防风10g，藿香10g，蝉蜕10g，羌活5g，葛根20g，石膏30g，花椒10g。外用药同前。

11月3日三诊：药后腹泻蛔虫10条左右，伴黏涎便，腹痛止，眼睑肿消，斑疹渐退，唯口干转饮热水，每次1碗，风疹块不减，小便黄，舌嫩红有齿痕，苔微黄稍厚，脉濡数。守方去花椒、葛根，加石膏30g，乌梢蛇5g，干姜5g，茵陈20g，1剂。

11月4日四诊：斑疹消，风疹团不减，时热，自汗，身痒，大便有风泡，小便黄，余症同。予疏风清热燥湿。

方药：荆芥10g，防风10g，银花30g，粉葛15g，蝉蜕10g，竹叶10g，栀子10g，僵蚕10g，黄芩10g，苍术10g，茵陈20g，苦参10g，茯苓10g，楂肉15g，石膏30g。

11月5日五诊：风团减2/3，脓液净，唯口感溲黄，舌红苔黄而粗，脉小数。宗前方随症增损又3剂，外用化腐生肌丹而愈。

【按】此患者注射青、链霉素一旬，病毒有所控制，但出现疔毒夹斑疹、风团，病情比较复杂，但无七恶见证（七恶证，详见《医宗金鉴·外科心法要诀》），故始终遵循辨证施治的原则，谨守病机，内治与外治结合，终于取得了疗效。

### 案8　肝郁气滞　项生石疽

严某，男，51岁，区委统战部秘书，1985年12月15初诊。

右项肿硬疼痛1周，经服西药（药名不详）和注射青、链霉素无效，患者拒绝做活检，故求治于中医。患者诉近 2 日右项疼痛加剧，手触头发都感觉剧痛难忍，转侧、俯仰困难、牵痛，右耳前后，由项至肩肿硬如石，边缘不清，约长 10cm，宽 4cm，色如常，不红不热，二便调，舌偏红苔白滑，脉弦。患者患石疽，虽病情笃重，但非七恶之属。

辨证：肝经气血郁结，凝滞经络。

治法：解表疏肝，行滞软坚。

方药：（1）舒肝软坚汤加味。柴胡 10g，荆芥 10g，防风 10g，羌活 10g，独活 10g，当归 10g，醋炒白芍 10g，川芎 6g，陈皮 10g，香附 10g，僵蚕 10g，甲珠 10g（冲服），红花 10g，姜黄 10g，1 剂。

（2）西黄丸 1 盒，每日服 3g。

（3）外敷玉液膏：玉真散加凡士林，紫金锭调凡士林，两组药分别调好后，再一起和匀外敷。

方中柴胡、荆、防、羌活、独活、僵蚕疏风解表；陈皮、柴胡、香附疏肝解郁；归、芍养血调肝；川芎开血郁；红花、姜黄活血通经络，行瘀滞止疼痛；甲珠、僵蚕软坚散结。全方共奏解表疏肝，理气开郁，消瘀散结之功。

12 月 16 日二诊：经内外合治后，恶寒止，疼痛减，余症如前。药既应手，守方去荆、防、羌活、独活，1 剂。

12 月 17 日三诊：疼痛减半，肿块缩小，硬度亦软。仍守方随症加减，共服中药 20 余剂，服西黄丸 20 余丸，治疗 3 周而愈。

【按】患者病情复杂，虽然病势险恶，幸未见七恶之候。治疗过程中始终抓住肝气郁结，气血凝滞经络这一病机，治以疏肝解郁，活血软坚，终获得较好的疗效。

### 案 9 肝郁化火，右项石疽

相某，女，6 岁，1985 年 12 月 22 日初诊。

患儿素来性情急躁，易哭闹生气。12月7日母亲发现右项肿块如指。到医疗点服西药（不详），注射青、链霉素和外敷鱼石脂软膏，肿块日益增大。昨日又恶寒发热，肿块疼痛增加。今诊见右项肿块坚硬如石，色如常，大小约6cm×6cm，舌绛，苔白薄，脉弦滑数。

辨证：肝郁气滞，郁而化火，复加新感。

治法：解表疏肝，清热解毒，软坚散结。

方药：（1）荆芥10g，防风10g，薄荷10g，柴胡10g，银花20g，玄参10g，归尾5g，赤芍10g，蒲公英20g，昆布10g，海藻10g，浙贝10g，夏枯草10g，黄药子10g，连翘10g，1剂。

（2）西黄丸7丸，每日服1丸。

（3）外用玉枢膏、三合膏，混合外敷，每日1换。

12月23日二诊：微汗出，寒热止，肿块微消，复增牙痛，肝区疼痛，舌红，苔白滑腻。证属脾湿生痰，肝气郁结。予二陈消瘰汤化裁。

方药：茯苓10g，陈皮10g，半夏10g，柴胡10g，苏木10g，玄参10g，昆布10g，海藻10g，金铃子10g，蒲公英10g，黄药子10g。续服西黄丸，外用药同前。

12月25日三诊：肿块消半，饮食增加，稍动则心累，舌尖红，苔白滑，脉虚弦缓。守方加党参，1剂。

12月26日四诊：肿块续减，唯便溏，苔白滑。予六君子汤加疏肝软坚之品，调治1周而愈。

【按】此患者肝郁气滞，郁久化热，复加新感，予解表疏肝、清热解毒、软坚散结而表解肿消；后予二陈消瘰汤加减治疗而痊。

### 案10　阳虚寒乘，股骨阴疽

李陈，男，5岁，壬戌年正月下旬初诊。

忽下肢不能站立行走，经西医诊为骨髓炎，注射青、链霉素，局部敷五行散。1周后，患肢伸展不能，疼痛彻骨，终夜不眠。家人惶恐，急求治于余。诊得面苍色惨，视其痛自骨发，问其部位，则指左股骨上1/3处。扪其肌肤寒冷，昼夜不温，虽热水袋、重被，其寒不减，疼痛彻骨，口和食差，溲清便调，舌淡苔白薄腻，脉沉迟涩。诊毕，余沉思良久，早春气候不温，时虽至而气候不至，寒冷如二九。先由少阴阳虚不能温煦，阴寒之邪乘虚侵袭，着于筋骨血脉，以致寒凝血滞，痰湿内阻，发为附骨疽，属阴证，故全身不发热，局部亦不烧，且左下肢寒冷特甚，虽热敷、重被，不减其寒。寒主收引，阻遏气血则不通，不通则痛，疼痛之甚亦示阴寒之盛。阴寒过盛，气血阻滞，故面苍色惨。脉沉主里，迟为寒，涩为血滞，舌淡为阳虚血滞不荣。病属贴骨疽。法当和阳通滞以治内。方用阳和汤，再用玉真散祛风解痉止痛以治外，内外兼治，一鼓而攻之，试观其效。

方药：（1）熟地12g，鹿胶6g（烊化兑服），肉桂3g，泡姜2g，白芥子3g，麻黄2g，甘草2g。水600mL，煨至300mL，分2次服，3小时1次。

（2）治伤散（玉真散）5瓶，分2次酒浸，调凡士林敷。

次晨，患儿起床曰："大爷，我的腿不痛了，你看我跑。"后宗原方增损再2剂，诸症告愈。

【按】辨证准确，用药恰当，是中医治疗急性病乃至一切疾病的关键所在。内、外合治的手段，可达到迅速解除病痛，缩短病程，使患者早日恢复健康的目的。

# 睾丸鞘膜积液治验

加味五苓散：桂枝 10g，白术 10g，茯苓 10g，猪苓 10g，泽泻 10g，橘核 10g，荔枝核 10g，木通 10g，金铃子 10g，沉香 5g，（细末冲服）。蝉衣 30g 煎汤，先熏蒸后淋洗，每日 3 次。上药合用治疗睾丸鞘膜积液疗效显著，兹摘典型病例两例。

**案 1**　王某，男，2 岁，1980 年 3 月 5 日初诊。

阴囊水肿半月，曾服五苓散加橘核、荔枝核、台乌等，并配合浮萍、土狗（捣烂），炒热外敷，无效。复请西医检查诊断为睾丸鞘膜积液，建议稍大后手术治疗。患儿父母考虑迁延日久于小儿不利，急求治于余。诊得患儿面色无华，行走不便，囊肿如鸭蛋、水晶，舌淡苔腻，指纹淡红。

辨证：寒湿阻滞肝经，水湿停滞兼气虚。

治法：补气理气行水。

方药：（1）加味五苓散。茯苓 8g，白术 8g，泽泻 6g，猪苓 6g，桂枝 8g，桔梗 8g，荔枝核 8g，黄芪 10g，党参 10g，沉香 2g（细末，分 6 次冲服），木通 6g。

（2）另用蝉衣 30g 煎水，先熏蒸后淋洗，每日 3 次。

5 剂而痊。

**案 2**　李某，男，11 月，1979 年 8 月 15 日初诊。

阴囊水肿 1 周，初起右侧阴囊肿，继之左侧亦肿。前医用五苓散加海藻、昆布、小茴香，无效。求治于西医，诊断为睾丸鞘膜积液，谓 5 岁后做手术。患儿父母恐病情继续发展，后果不堪设想。近又小便短少，热臭熏鼻，急来求治。诊得面红，舌赤，苔白腻，指纹紫红，见于风、气关。

辨证：寒湿化热，阻滞经络。

治法：理气行水，佐以清热。

方药：五苓散加橘核、荔枝核、木通、金铃子、黄柏、滑石。外用蝉衣30g煎汤熏洗。

2剂而愈。

【按】此病为水疝，其部位乃肝任两经循行之地。如寒湿阻滞阴器，脉络不通，气滞于下，水湿内停，则阴囊肿如水晶。治应理气行水，方用加味五苓散，并随症加减。如寒甚加附片，热甚加栀子、黄柏，湿甚加防己，气虚加党参。外用甘寒入肝经之蝉衣以疏风胜湿。内外合治而积水消失。

# 石淋验案

罗某，男，32岁，同安上平六队，1978年10月12日初诊。

患者诉5天前尿频，尿急，尿痛，尿血，伴腰胀，小腹拘急刺痛。服中西药和注射青霉素无效。今晨4时，病情加重，腹部疼痛，沿小腹两侧向阴囊部放射，牵引睾丸作痛，小便点滴不出，胀痛难忍，站立坐卧不安，欲大便仍解不出，脉伏。

辨证：温热壅滞，结为砂石，阻闭尿道。

治法：开提上窍，散瘀通闭化石。

方药：升麻10g，桔梗10g，麻黄10g，生军10g，金钱草80g，左转藤50g，海金沙15g，鱼脑石10g，琥珀10g，滑石20g，血余炭10g，银花炭30g，蒲公英30g，木通10g。

10月13日二诊：昨日午后4时服药1大碗，半小时后尿

频，尿急，尿痛，腰、小腹胀痛俱明显好转，解小便约
1000mL。8 时又服 1 碗。服后半小时疼痛难忍，行走坐卧不
安，小腹胀痛，小便点滴不出，约 20 分钟，排出小石头 1 粒，
如黄豆大。诸症如失，唯感疲乏无力，脉弦缓，舌尖红，苔白
薄。守方去升麻、麻黄、生军、血余炭，加党参 25g，1 剂
而安。

【按】湿热壅滞膀胱，时久而成砂石，并气化不利，故尿
频、尿急、尿痛；久而成瘀，故亦尿血。经治后症反加重，少
腹胀满疼痛，放射至阴囊，小便点滴不出，是气血瘀滞，砂石
阻于尿道，膀胱气化全闭，当属石淋。治以泻火通淋，化瘀消
石。1 剂石出，病情消失，调理获痊愈。

# 温经汤临床治验二则

### 案1　皲裂疮（进行性手掌角化症）

李某，女，45 岁，龙泉驿区界牌红星九队，1981 年 4 月
6 日初诊。

患者系家庭主妇，1978 年春患手足皲裂疮，因夫病未及
时医治。后夫亡，患者由于长期忧愁思虑、悲伤，出现劳倦，
食少，便溏，白带极多且冷，腰膝酸软，下唇灼热痒痛，皲裂
疮逐渐加重，舌体胖大，质淡，苔白润。四诊合参，本例属脾
肾阳虚，因其白带多而冷，故知以脾虚为主。法当温肾培中，
予完带汤加肉桂、巴戟、羊藿、桑蛸，2 剂。

5 月 1 日二诊：白带减 2/3，手掌指和下唇痒痛难当，食
差，口淡，且吐清冷水，舌体胖大，齿痕，色淡，苔白润。辨
属脾胃虚寒，拟吴茱萸汤、六君子汤，2 剂。

5月23日三诊：仍腹泻，手掌干燥、裂口，皮肤变硬、痒痛，下唇痒痛、裂口，舌偏红而暗，舌体胖大，苔白薄润，脉细。患者病情复杂，拟花粉30g，紫荆皮10g，荆芥10g，煎汤送服理中丸13天。

6月7日四诊：病不减，昨日经潮，量中，色暗且冷，腰和小腹胀而冷痛，喜按，舌体胖，质淡，苔白润。辨属冲任虚寒，法当温经补虚，佐以行血祛瘀。拟温经汤，生姜易泡姜，2剂。

7月19日五诊：服上药后手足皲裂缓解，由于经济困难，月余未服药，近日手足皲裂、唇痒加重，细观其手指腹面粗糙，裂口长约0.8cm，手掌裂口约3cm，深者可容1个米粒，皮肤粗糙变硬，伸屈极不利，伴瘙痒，疼痛，劳动时疼痛难忍，渗血，夜晚失眠，望其唇裂口，长约0.3cm，舌淡体胖，脉细弱。诊毕余沉思良久，忽悟。《辽宁中医杂志》1981年第5期中曾载"温经汤治疗手足皮肤病"一文，文中介绍了3例病案，认为温经汤对治疗手掌皮肤病有相当好的疗效，即使不辨证也是合适的。《医方捷径》亦说："夫医者意也，药不执方，合宜而用。"故暂予温经汤，以观其效。

方药：当归15g，白芍10g，桂皮10g，吴茱萸10g，川芎10g，炮姜10g，法夏10g，丹皮10g，麦冬12g，党参30g，首乌20g，阿胶10g，胡麻仁10g，甘草8g，2剂。

7月26日六诊：病情无增减，腹泻止，感疲乏，右手拇指疼痛，白睛微红，腰痛，脉细，舌淡，苔白。综合分析，病深日久，1周来只服药2剂，故收效不大，眼红属虚火上浮。宗上方去胡麻仁、首乌，桂枝易肉桂5g以引火归原，反佐石膏10g以清肺热，服2剂。

8月1日七诊：眼红愈，手掌开始脱皮，仍发痒，小腹少许红疹，舌淡苔白润，脉细缓。仍守上方加蝉衣10g，刺蒺藜10g，服2剂。

8月8日八诊：手足及唇痒痛均大减，食增便和，昨日不慎感冒，清涕，喷嚏，舌淡，苔白，脉缓。仍拟温经汤加荆芥10g，防风10g，苍耳10g，刺蒺藜10g，服2剂。以后继服温经汤数剂，随症加减而诸症告愈。

### 案2 鹅掌风（水泡型皮肤病伴发皲裂）

曾某，女，34岁，平安三口六队。

两手患鹅掌风11年，每年春天加剧，患病部位多见于手指屈面和手掌。初起为皮下针头大水泡，恶痒难忍，日久泡破流滋液，叠起白皮，皮肤皱纹宽而深，裂口长约1cm，触之粗糙，入冬伴发皲裂，疼痛，手掌及指处皮肤弹性差，屈伸不便。10多年来求医数十次，服中西药及打针，从未间断，服中药就达300余剂，始终治疗无效。

望之形体丰满，神态自如，两手指屈面和掌心脱屑，手指、掌弹性差，屈伸不利，声音清晰，月经正常，舌正红，苔白润，脉缓。四诊合参，辨属风毒凝聚皮肤，气血流通不畅，皮肤失养所致。观其前服之方，多是祛风活血行气，俱无效，暂拟温经汤服之，以观其变。

方药：（1）当归10g，白芍10g，桂枝10g，吴茱萸10g，川芎6g，法夏10g，丹皮10g，麦冬10g，党参10g，阿胶10g，胡麻仁10g，甘草3g，生姜20g，2剂。

（2）大枫子肉10g，叶子烟油10g，花椒10g，五加皮10g，皂角1片，地骨皮10g，蛇蜕1条，明矾12g；自加鲜凤仙花汁30g，芙蓉叶5片，夹竹桃叶5片共舂烂；米醋、白酒加饴糖，酸化而成500mL浸泡一昼夜，煮沸待温，入塑料袋内，将手插入用带扎紧，入睡起至天明，连续3晚为1个疗程。

7月29日二诊：1个疗程后痛痒俱止，伸屈自如，药已应手，谨宗前方。

8月4日三诊：第2个疗程病无进退，察其因米醋用完，以食用醋代之，仍宗原方，嘱须用家醋浸泡。

8月13日四诊：复用米醋浸泡3天，药后不痛不痒，手指掌面皱纹变浅变窄，几如常人，肌肤柔嫩，白皮及水泡俱无。仍宗原方，再治疗3个疗程，以巩固其疗效。

9月18日随访，病已痊愈，患者还在继续服药和浸泡，嘱可停药。

【按】案1中，患者长期忧愁伤心，悲怒伤肝，过度劳倦伤脾。心伤必导致水火不济、心肾不交，肝伤必子病及母，即久病及肾，脾伤则气血生化不足。肾气久虚，于是冲、任、督、带都受到不同程度的损伤，使得脾肾不足、冲任虚寒。气虚不能温煦脏腑，血虚不能濡养筋脉，故两手指掌皲裂而痛。气血虚则风毒之邪入侵而瘙痒，肾虚则肝木失养，肝旺则克脾，肾阳虚，火不生土脾更弱，最终导致内外失和、内虚外实。因此，单用理中、吴茱萸汤、六君子汤治腹泻无效，其原因是这些治疗只注意扶阳，忽略了益阴。温经汤最大的特点是燮理阴阳，故1剂则腹泻止。温经汤中归、芍、丹、胶以调肝，肝调则土自旺；萸、桂、姜以温脾胃之阳，参、麦、草益气和胃阴，阴平阳秘而腹泻可止；参、麦、草补气之源，归、芍、丹、胶补血和血，气血旺，阴阳调则皲裂疮可愈；尤恐补中有滞，芍、丹协桂以活血，瘀血去，新血生，则唇裂痒痛可痊。

案2中，患者患鹅掌风10余年，求治多处，服药数百剂，并打针、服西药亦无效。其病因病机与案1略有不同。患者局部必有风毒入侵，化而生虫，故加外用药浸泡。令人费解的是米醋浸泡疗效显著，而食用醋则无效，尚有待于进一步研究。余举此两例，以作引玉之用。

# 外治验方两则

## （一）鱼马四鲜饮

方药组成：鲜鱼秋串 60g，鲜马蹄草 60g，鲜酸酸草 60g，鲜野烟 7 寸（春冬用根，夏秋用尖）。脓成加急性子（夏秋连子带壳 60g，春冬用子 30g）；高热加鲜竹叶菜 30g，鲜青蒿 30g；毒盛加鲜黄菊（无花用全草）60g，鲜红牛膝（无红用白）60g。

用法：以上诸药俱用鲜品，洗净共捣烂如泥，以纱布包裹挤汁；如汁少，可加冷开水 50mL，再捣挤汁。两次汁混合备用。每次噙含 20～30mL，每日 3 次，每次含 10 分钟，即吐去药汁及痰涎。病重者每小时 1 次，少商穴放血。

主治：急性化脓性扁桃体炎。

临床应用：谢某，女，45 岁。患急性扁桃体炎 8 天，住某卫生院 7 天，给予输液和注射青、链霉素，效差。近 4 天因扁桃体肿大、疼痛而滴水不入，来我门诊求治。望其扁桃体已成脓而未溃，肿大、疼痛，即给上方加急性子 30g 共捣汁噙含，约半小时吐脓血约 100mL，旋即饥饿难忍，速给绿豆稀饭 3 两，后以银、翘、玄参等清热解余毒，1 剂而愈。

此后我院儿科在缺乏青、链霉素的情况下收治急性化脓性扁桃体炎患儿 30 余例，以此方治之均获愈。

## （二）金枪散

方药组成：生黄柏、生甘草、笋壳各等分。

用法：笋壳烧灰存性，研末；黄柏、甘草分别研末；合匀装瓶备用。

主治：适用于一切外伤出血。常规消毒后，用药末撒于伤口处，再以消毒敷料包扎。出血甚者，加以压迫止血。

临床应用：晋某，女，51岁。不慎被镰刀割伤，伤口长约5cm，深约0.6cm。治以生理盐水洁净伤口，立即将药末撒在消毒敷料上覆盖伤口，因出血较多，用绷带包扎固定，松紧适度。1周后揭去敷料而愈。

余从医50余年，经治者百例（新伤口未溃脓），从未有感染者，亦从未发生过破伤风。本方既疗效可靠，又药简价廉。

# 妇科病验案

### 案1 肝郁痰凝，乳房积块

张某，女，29岁，开封地区新中煤矿医院医生，1978年10月上旬初诊。

半年前右侧乳房外上方肿大，约10cm×5cm，继而左侧乳房肿大如鸡蛋，初起高热寒战，在本院服中西药及外敷后红消痛止，唯肿不消，继续治疗至今，肿块仍约2cm×5cm。近因情绪波动，复加外邪致今晨寒战高热，右侧乳房外上方红肿疼热，肿大约6cm×8cm，舌红，苔白薄，脉弦数。本案属情绪波动，肝失疏泄，气滞血瘀，肿块增大，复遇时邪而诱发。治予解表、疏肝、通络法。

方药：荆芥 10g，柴胡 15g，薄荷 10g，全瓜蒌 1 个，蒲公英 30g，丝瓜络 20g，金铃子 10g，通花 3g，白芷 10g，银花 20g，连翘 10g，香附 15g。

服上药 2 剂后病情不减，反增苔腻便秘。此乃表邪未解，里实已结，予大柴胡汤加味。

方药：（1）酒军 15g，柴胡 20g，枳壳 6g，黄芩 10g，法夏 10g，赤芍 10g，苍术 10g，陈皮 10g，厚朴 10g，蒲公英 30g，紫花地丁 20g，瓜蒌 1 个，白芷 10g，大枣 10g，生姜 1 芽。

（2）蒲公英 60g，酸酸草 30g，透骨消 60g，芙蓉叶 60g，大葱 2 根，共捣加蜂蜜 60g 敷患处。

4 剂后寒战、高热、便秘俱愈，肿痛减 2/3。斯时表里和，唯肿块未消尽，仍予疏肝解郁、活血软坚。

方药：（1）柴胡 10g，青皮 10g，香附 10g，归尾 10g，赤芍 10g，乳香 10g，没药 10g，白芷 10g，蒲公英 10g，陈皮 10g，通花 3g，甲珠 10g，生姜 3 片。

（2）敷药，守方去芙蓉叶。

服上药 2 剂后，诸症大减，唯感乳房牵引不适，舌淡，有齿痕，脉弦缓。予逍遥散加蒲公英、橘叶，回家调治，12 月中旬来信告知病已愈。

【按】本例因情志内伤，肝郁痰凝积聚乳房胃络，随喜怒而消长，达半年以上，当防恶变；后宿疾未除，复受外感，表里俱病。始予大柴胡汤疏导，继予逍遥散加味，内外合治而愈。

### 案 2　寒湿下注，带下恶臭

代某，女，57 岁，1979 年 10 月 17 日初诊。

夫代诉：带下恶臭难闻，经简阳医科医院诊断为子宫癌，治疗无效，前来求治。现头晕身痛，恶寒甚，有时发热恶风，咽部梗阻，不思饮食，嘈杂，腹痛，口淡喜热饮，饮而不欲咽，3日未更衣，恶臭难闻，带下黄白相间带血丝，小便清长，脉沉微，舌淡苔白腻。综合脉症，此为寒邪入肾，复加太阴寒湿下注而带下。法当助阳解表，运脾除湿。方用麻黄附子细辛汤合平胃散加味，以观其效。

方药：麻黄10g，附片15g（先煎），细辛5g，苍术10g，厚朴10g，陈皮10g，法夏10g，白蔻10g，车前仁15g，萆薢10g，紫菀15g，桑螵蛸10g，茯苓10g，生姜10g，1剂。

10月19日二诊：头身痛瘥，胃气复苏，能食少许，带下仍赤白恶臭，脉沉细，余症如上。予温阳益气，运脾除湿，解毒止带。

方药：巴戟30g，附片20g（先煎），肉桂10g（细末冲服），党参30g，黄芪30g，苍术10g，陈皮10g，厚朴10g，法夏10g，茯苓10g，白芍炭30g，当归炭30g，党参20g，银花炭50g，甘草3g，2剂。

10月23日三诊：带下减半，色白无红，臭气大减，大便软，每日1次，食欲增进，唯头晕而重，口苦，流涎，时吐唾液，四肢不温，得暖则舒，舌淡苔白滑，脉弦细。守方去党参、当归炭、白芍炭，加白菊炭30g，白术10g，川芎10g，3剂。

10月29日四诊：诸病继续减轻，白带减少大半，饮食已接近常人，但脐下发热，盗汗，厌油，口苦，流涎，喜热饮不甚，舌尖嫩红，边缘淡白，中根部腻，寸尺脉弱，关脉弦缓。证属阳气来复，寒湿未尽。守上方去苍术，加白果10g，麻黄根20g，砂仁10g，3剂。

11月4日五诊：白带少许，且无臭气，汗止，食香，仅存腰酸胀，能操持日常家务，脉弦缓，舌淡有齿痕，苔白润。

证属脾虚胃寒，伴肾阳不足。予桂附理中合香砂六君子汤、当归补血汤，早、午服；晚服金匮肾气丸。调理1个月，体健如初。随访1年，未复发。

【按】此证按寒邪入肾，伴太阴寒湿带下治疗，则表邪除，胃气苏，生机在望。复诊予温阳运脾，除湿解毒止带，则白带减少，饮食大增。四诊见脐下发热，乃阳气渐复，阴气衰退之象，守方加减，则病愈八九。终予补血健脾，使阴阳协调而愈。

# 附

# 年　谱

李荣光，男，四川省双流县白沙乡团山村人，生于 1923年农历八月二十四日。原工作于四川省成都市龙泉驿区第一人民医院，1980 年退休，后返聘继续从事中医工作。1984 年 8月任龙泉驿区"振兴中医"工作领导小组副组长，开始筹建龙泉驿区中医医院。曾任副主任医师，省、市名老中医，龙泉驿区中医学会、成都市中医学会理事，四川省中医学会外科专业委员会副主任委员。

1928~1937 年，在双流白沙团山村读私塾 9 年。

1938~1943 年，在龙泉驿区柏合镇名中医张旭明处学中医、中药各 3 年。

1944~1945 年，给老师当助手 1 年。

1945~1946 年，在龙泉驿柏合镇正街开书裱铺 1 年。

1946～1952 年，在龙泉驿区柏合镇开设"燮昌药号"，悬壶济世。

1952 年春，参加土改卫生队，先后在龙泉驿区山泉乡、界牌乡任工作组组长，同时加入龙泉驿区柏合镇联合诊所，土改工作结束后获甲级模范。

1953 年，参加简阳县（现为简阳市）整顿医协赴平泉区任组长，同年冬考入简阳县中医进修班学习。

1954 年，被选为龙泉驿区卫生协会主任，简阳县卫生协会执委。

1955～1958 年，任龙泉驿区联合诊所所长。此期间兼任龙泉镇、柏合镇、平安镇联合诊所筹委会组长，同时连任两届龙泉镇人民代表，并参加四川省中医函授班学习，1957 年结业。

1958 年，"肃反运动"中因蒙冤而被撤销所长职务。

1959 年，龙泉驿区第一人民医院成立，龙泉镇联合诊所与区医院合并，工作关系转至龙泉驿区第一人民医院。

1960～1961 年，任龙泉驿区第一人民医院住院医师，同时到天回镇疗养院、成都市传染病医院进修学习针灸及经络测定仪。

1962～1965 年，在门诊坐医，日门诊 150 余人次。

1966～1970 年，"文革"期间蒙冤被停止医业。

1971 年，恢复门诊医务工作。

1973～1974 年，参加龙泉驿区巡回医疗队，并培训两届赤脚医生。

1979 年，当选为龙泉驿区第八届人民代表。

1983 年，被评为龙泉驿区第一人民医院先进个人，四川省卫生工作先进个人。

1984 年，被评为龙泉驿区先进个人，任龙泉驿振兴中医工作领导小组副组长，同时获龙泉驿区中医药工作 30 年荣誉奖，同年7月任筹备组领导，开始筹建龙泉驿区中医医院。

1985年4月，获"成都市名老中医"称号。完成《医屐残痕》初稿。

1987年7月，任龙泉驿区初级专业技术职务条件评审委员会委员。

1989年，取得副主任医师任职资格，并获得"四川省名老中医"称号。

1990年，被评为龙泉驿区红十字会工作先进会员（1987～1989年度）。

1992年，被龙泉驿区政协评为先进个人，且连任四届龙泉驿政协委员。《加味引火汤治疗头面五官疾病》获得四川省中医药管理局表彰；《癃闭证治举隅》一文被评为成都优秀科技论文。

# 后　记

　　荣光先师，吾之泰山也，系巴蜀名老中医之一，天资聪慧，酷爱医学，少年时投师于龙泉柏合镇名中医张旭明先生，历时七载余，出师后即开设"燮昌药号"而济世。

　　在医学生涯里，先师勤求古训，博采众方，深研医学经典，对技术精益求精，在临床实践中逐步提高自己的理论水平。其学术思想为：不忘整体观，精心思辨治，尊古不泥古，用药简便廉。先师推崇仲景，以虚火立论，以擅治疑难杂病而闻名，而立之年则声名顿著。

　　新中国成立后，先师积极加入龙泉驿区卫生组织，且任龙泉驿区卫生协会执委、联合诊所所长等职。为传承中医事业，先后收马崇良、汪孝成、黄明章、邱少华、李炳学、付子庆等为徒。为解决中医乏人乏术的问题，1980年6月，区卫生局将付子庆、钟学琴、曾忠钰定为先师的助手，使先师之术得以传承。先师虽年逾花甲，仍坚持不懈挑灯夜读，不断地总结平生经验，先后撰写学术论文50余篇，为中医学的发展起到了积极的推动作用。其功绩已载入史册，堪称龙泉中医泰斗，后学之楷模。

　　先师治学严谨，古稀之年仍精勤不倦，壮志未酬，为将事业传承于后裔，而开设"荣光诊所"，精心培育其长孙、孙女（先师之基业现由其孙女李晓敏继承），并以"大医精诚"为座右铭教诲学生及子孙，以崇高医德和精湛的技术拯救含灵之苦，深受广大疾厄者的颂扬。

在先师的指导下，助手和弟子们的协助下，历经数年，将其平生经验及医案汇集成册，名曰《医屐残痕》。是书乃先师一生行医之精粹，开辟了后学之捷径，但先师谦谦，恐该书词不达意，不符出版要求，故一直未投稿付梓，而先师却因病与世长辞。呜呼，痛哉！

为了却先师书籍出版之凤愿，以告慰老人家在天之灵，今在先师高徒付子庆（原区卫生局中医处处长）师兄的拥戴和督促之下，拜请李春荣（先师之侄，原龙泉镇人大主席）为该书作序，使读者览序而知其书中梗概，免致茫然矣。

现先师弟子邱少华参与了书稿的整理工作，并由吾之弟子李海铨，女儿李继科再次将书稿进行梳理，以电子文稿排秩，由吾爱婿杨长平进行点校后投稿付梓。在此，谨对为该书作序者，对参与该书整理编撰的师兄和弟子们，对该书出版给予鼎力相助的邬宏嘉同志，以及出版社所付出的辛劳，表示深深的感谢！

书中不当之处在所难免，敬希读者鉴谅和斧正。

曾忠钰

甲午孟春于龙泉古驿